DR. MED. IRIS ZACHENHOFER
DR. MED. MARION REDDY

Kopfsache schlank

GOLDMANN
Lesen erleben

Buch

Es hat einen Grund, warum Diäten nie funktionieren: Unser Essverhalten ist in den Basalganglien abgespeichert, einem Gehirnareal, das für unsere automatisierten Verhaltensweisen zuständig ist. Wenn wir unsere Essgewohnheiten ändern wollen, müssen wir deshalb zuerst unsere Basalganglien neu programmieren. Die Psychiaterin und Neurochirurgin Dr. med. Iris Zachenhofer und die Neurochirurgin Dr. med. Marion Reddy erklären, wie das geht. Sie zeigen außerdem, an welchen Schrauben in unserem Gehirn wir zusätzlich drehen können, um schlanker zu werden, ohne zu hungern.

Autorinnen

Dr. med Marion Reddy war Neurochirurgin an der Neurochirurgischen Universitätsklinik Wien und, als Oberärztin, an der Neurochirurgie Feldkirch. Zurzeit arbeitet sie in diesem Fach in Toulouse, Frankreich.

Dr. med Iris Zachenhofer war Neurochirurgin an der Wiener Universitätsklinik sowie an der Neurochirurgie Feldkirch (Vorarlberg). Ein Auslandsaufenthalt führte sie nach Paris, wo sie in der Kinderneurochirurgie tätig war. Sie wechselte in die Psychiatrie und arbeitet jetzt an einer psychiatrischen Abteilung in Wien.

Dr. med. Iris Zachenhofer
Dr. med. Marion Reddy

KOPFSACHE SCHLANK

Wie wir über unser Gehirn unser Gewicht steuern

GOLDMANN

MIX
Papier aus verantwortungsvollen Quellen
FSC® C014496
FSC
www.fsc.org

Verlagsgruppe Random House FSC® N001967

4. Auflage
Vollständige Taschenbuchausgabe Januar 2018

Umschlaggestaltung: UNO Werbeagentur, München
Umschlagfoto: © Lukas Beck
fm · Herstellung: cb
Satz: Satzwerk Huber, Germering
Druck: GGP Media GmbH, Pößneck
Printed in Germany
ISBN 978-3-442-22211-7

www.goldmann-verlag.de

Besuchen Sie den Goldmann Verlag im Netz
MOMENTS of Happiness LitLounge.tv SINN SUCHER

Inhalt

Vorwort

Marion und ich arbeiteten in den gleichen neurochirurgischen Abteilungen, ehe Marions Weg sie an eine französische Neurochirurgie und meiner mich an ein psychiatrisches Krankenhaus in Wien führte. Wir bekamen einige unserer Kinder gleichzeitig, wissen wechselseitig alles über unsere größeren und kleineren Dramen und begannen mit mehreren Diätversuche gleichzeitig, um ebenfalls etwa gleichzeitig damit zu scheitern. Nach etlichen dieser Versuche, aus denen wir nie schlanker, aber immer etwas unglücklicher hervorgingen, hatten wir die entscheidende Idee: Als Gehirnspezialistinnen mussten wir doch eigentlich wissen, wie Abnehmen wirklich funktionierte. Denn dass es letzten Endes eine Kopfsache sein musste, war uns, nachdem wir die Menschen aus dieser Perspektive zu sehen gelernt hatten, klar geworden.

Also fingen wir an, unser Wissen zu sichten und einen darauf basierenden Abnehmplan für uns selbst zu erstellen. Als wir von Freunden und Patienten immer wieder »Interessant? Und wie geht das jetzt eigentlich?« hörten, beschlossen wir, ein Buch darüber zu schreiben. Es sollte davon handeln, wie unser Gehirn unser Gewicht steuert und wie wir, ohne viel Leidensfähigkeit aufbringen zu müssen, abnehmen können.

Hier ist es, dieses Buch. Es erzählt im Wesentlichen meine Geschichte, aber Marion und ich haben gemeinsam seinen Inhalt entwickelt und gemeinsam daran geschrieben. Viel Spaß beim Lesen und beim Abnehmen mit Köpfchen!

Dr. med. Iris Zachenhofer

Meine Stunde Null

Ich hatte in neurochirurgischen Abteilungen verschiedener Krankenhäuser gearbeitet, ehe ich mich dazu entschloss, eine zweite Facharztausbildung zu absolvieren, und Ärztin an einer psychiatrischen Klinik in Wien wurde. Hier betrachtete ich das Gehirn von einer neuen Seite, nicht mehr als Neurochirurgin, die Schädel mit Werkzeugen öffnet, sondern als Psychiaterin, die sich dem Gehirn ihrer Patienten über Interaktion nähert.

Als ich gerade meine Ausbildung zur Psychiaterin machte, musste ich einmal für ein Jahr an ein anderes Krankenhaus rotieren, wovon ich nicht gerade begeistert war. Ich mochte mein Leben so, wie es war. Ich liebte meinen Job und meine Abteilung. Mein Chef war angenehm und mit meinen Kollegen verstand ich mich gut. Sie waren Menschen, mit denen ich plaudern und während ruhiger Minuten auch einmal in der Sonne sitzen konnte. Bei Nachtdiensten brachte immer einer von uns Frühstück mit und die Putzfrauen kochten zwei große Kannen Kaffee für uns. Wir waren ein gutes Team, fast so etwas wie eine große Familie, und ich kam an den meisten Tagen pünktlich nach Hause.

Auch privat lief bei mir alles nach Wunsch. Ich war verheiratet, hatte fünf entzückende Kinder, und wenn ich morgens aufstand, wusste ich genau, was mir der Tag bringen würde. Nach den Tagdiensten verbrachte ich gemütliche Abende zu Hause, und nach den Nachtdiensten saß ich manchmal ganze Vormittage mit Freundinnen in Cafés, wo wir frühstückten und über Gott und die Welt redeten.

Ich mochte dieses Leben, weil ich schon immer einen Hang zur Gemütlichkeit gehabt hatte. Schon in der Schule hatte ich gerne den Sport geschwänzt, um stattdessen mit Gleichgesinnten im Kaffeehaus zu sitzen. Ich machte mich auch einfach nicht gut im Sport. Ich war das Mädchen, das sich beim Volleyball aus Furcht vor dem Ball bückte. Wenn es darum ging, an den Seilen hochzuklettern, schaffte ich es mit meinen Spaghetti-Armen keine zehn Zentimeter vom Boden weg. Doch auch ohne Sport hatte ich mich immer wohl in meiner Haut gefühlt. Bewegung machen bedeutete für mich jetzt, mit den Kindern in den Park zu gehen.

An meinen freien Tagen machte ich es mir am liebsten zu Hause bequem, las ein paar Zeitschriften, setzte mich vor den Fernseher oder sah mir auf meinem iPad meine Lieblingsserien »*2 Broke Girls*« und »*Two and a Half Men*« an, während ich Mikrowellenpopcorn aß.

Oft kamen meine Freundinnen zu Besuch. Für meine Kinder waren sie wie Tanten. Dann drängten wir uns alle um den kleinen Küchentisch und tranken, je nach Tageszeit, Milchkaffee oder Rotwein. Manchmal lief eine von uns zum Italiener und holte Pizza für alle. Wenn Gregor, mein Mann, nach Hause kam, war die Pizza immer schon weg und wir alle ziemlich betrunken. Es war nicht nur ein angenehmes und ruhiges, sondern auch ein fröhliches Leben und meine laufende Ausbildung zur Psychiaterin brachte ich auch noch unter.

Doch jetzt musste ich im Rahmen eines Austauschprogrammes für ein Jahr an eine größere Klinik, um dort kompliziertere Fälle zu sehen, als die, mit denen ich sonst zu tun gehabt hatte, und um noch mehr praktische Erfahrung zu sammeln. Ich kannte den Arbeitsalltag in solchen Abteilungen bis dahin nur vom Hörensagen. Dort gab es endlose Dienste und viel Stress, eine Kombination, die mich noch nie gereizt hatte. So motiviert konnte ich in Sachen Karriere gar nicht sein, um unbezahlte Überstunden ein paar Drinks mit Freundinnen vorzuziehen. »Du bist dort ja nur Gast, nur eine Art Zuschauerin«, sagte Gregor zu mir, »das Jahr wird sicher schnell vorbeigehen.«

Ich war damals weder dick noch gertenschlank. Nach meiner letzten Schwangerschaft hatte ich relativ rasch wieder abgenommen. Sicher hätte meine Taille etwas schöner geformt sein können und wie alle meine Freundinnen dachte ich, dass ich mit fünf Kilo weniger den absoluten Traumkörper hätte, aber im Grunde war ich ganz zufrieden mit mir. Das sollte sich nun bald ändern.

Während der ersten Tage in meinem neuen Job fühlte ich mich tatsächlich noch wie ein Gast. Ich redete mir ein, dass mich die Probleme dieser Abteilung nichts angingen, doch diese Einstellung hielt ich nicht lange durch. Nachdem ich einige Tage bis tief in die Nacht Überstunden gemacht hatte, nur um die ganz normale Routinearbeit zu erledigen, wurde mir klar, dass dies ein sehr langes Jahr werden würde. Es lag auf einmal wie eine Ewigkeit vor mir.

Wenn ich abends endlich nach Hause kam, war ich so gestresst, dass ich, noch während ich das Abendessen zubereitete, zur Beruhigung ein großes Stück Baguette mit Nutella essen musste. Morgens brauchte ich zwei Schokocroissants und zwei große Tassen Milchkaffee, um einigermaßen in die Gänge zu kommen. Ich wollte einfach nicht in diese Klinik.

Rasch gewöhnte ich mir an, zwischendurch Sandwiches oder Kuchen zu essen. Oft bestellte ich, wenn wir gemeinsam mit den Krankenschwestern zu Mittag Pizza bestellten, eine extra Pizza auf Vorrat, weil ich nie wusste, wie lange der Dienst in den Abend hinein dauern würde. Zwischen den Patientengesprächen fing ich an, alles zu essen, das ich zwischen die Finger bekam. Nach nur zwei Wochen in der neuen Abteilung hatte ich drei Kilo zugenommen.

»Blödsinn«, sagte Gregor, als ich ihm mein Problem schilderte. »Du hast einfach zu salzig gegessen und zu viel Wasser im Körper. Das sind diese Baguettes. Wenn du sie weglässt, hast du gleich wieder dein normales Gewicht.«

Doch mir war als Gehirnspezialistin der verhängnisvolle Zusammenhang zwischen Stress und Körpergewicht nur allzu bekannt. Unter Stress bilden wir das Hormon Cortisol. Das kann Stress am Arbeitsplatz sein, aber auch psychischer Stress, etwa eine Beziehungskrise, finanzieller Druck, ein familiäres Problem oder auch körperlicher Stress, ausgelöst durch einen zu niedrigen Blutzuckerspiegel. In einer Stresssituation sendet die Großhirnrinde Signale an den Hypothalamus. Dort beginnt eine chemische Reaktion, die über die Hypophyse, die Hirnanhangdrüse, läuft und mit der Bildung von Cortisol in der Nebennierenrinde endet.

In der Steinzeit, für deren Anforderungen unser Körper nach wie vor programmiert ist, hatte das Cortisol die Aufgabe, in Stresssituationen, wie etwa der Mammutjagd, einen Energieschub zu gewährleisten. Cortisol erzeugt Energie, indem es bestimmte Stoffwechselvorgänge aktiviert.

Dieser Prozess hat allerdings einige ziemlich unangenehme Nebenwirkungen. Ist der Cortisolwert längerfristig erhöht, kann es zu einem Muskelabbau mit Muskelschwund und allgemeiner Schwäche kommen. Außerdem verändert Cortisol die Blutsalze, was eine verstärkte Wasserbindung im Körper bedingt. Dadurch steigen der Blutdruck und das Gewicht.

Zudem setzt Cortisol Fettsäuren aus den Fettzellen frei. Das hört sich gut an, ist es aber nicht. Wenn der Körper die viele Energie nicht verwertet, wandern die Fettsäuren wieder in die Fettzellen, die sie erneut speichern, nun aber vorwiegend in den Fettspeichern der Bauchregion und im Gesicht. Dauerhaft zu viel Stress macht uns also zu Michelin-Männchen mit Mondgesichtern.

In der Steinzeit waren diese Mechanismen kein Problem. Durch die intensive körperliche Betätigung während der Stressphasen haben die Menschen damals die vom Cortisol bereitgestellte Energie gleich verbraucht. Auf kurze Stressphasen folgten außerdem lange Ruhephasen und keine andauernden finanziellen Belastungen, keine chronische Angst vor dem Verlust des Arbeitsplatzes, kein unaufhörliches Multitasking und es herrschte nicht die Bewegungsarmut, die heute unsere Zivilisation prägt.

Wir dagegen haben mit den Nebenwirkungen des Cortisol ein Problem und bei mir war es ein besonderes großes. Studien über den Cortisolspiegel von Ärzten während Nachtdiensten belegen, dass er unverändert hoch ist, egal, ob der Arzt einen ruhigeren Nachtdienst hat und zwischendurch schlafen kann oder ob er fünfundzwanzig Stunden operieren muss. Der Organismus des Arztes ist durch die ständige Rufbereitschaft in einem dauernden Alarmzustand. Das betrifft nicht nur Ärzte, sondern alle Menschen, die ständig abrufbar sein müssen, etwa auch Verkäufer, Kassierer oder Taxifahrer.

Doch mein Stress wuchs weiter. Das lag nicht an den anderen Ärzten dieser Abteilung. Viele von ihnen waren ganz nett und einige waren sogar richtig lustig. Es waren die Arbeitsbedingungen, die ich so schwer ertrug. Es kamen zu viele Patienten, wir waren zu wenige Ärzte, und keiner von den wenigen blieb lang. Die meisten waren weg, sobald sie etwas Besseres fanden, und manche verschwanden schon nach zwei Wochen wieder. Bloß ich hatte keine Wahl. Ich musste ein ganzes Jahr bleiben. Diese Ewigkeit von einem Jahr.

Ich war ständig vollkommen erschöpft. Oft hielt ich am Heimweg bei einer Bäckerei und verschlang die Mehlspeisen, die ich mir gekauft hatte, noch auf der Straße. Sie waren meine Belohnung für den Stress. Der Zucker beruhigte mich auch wirklich, ich konnte es spüren.

Dann wurde einer meiner Kollegen ständig krank und wir anderen mussten uns auch noch seine Arbeit und seine Nachtdienste teilen. Ich schlief immer weniger und hatte das Gefühl, das ganze Leben würde mir entgleiten. Ich vergaß Rechnungen zu bezahlen und bekam Mahnungen. Ich war immer zerstreut und verlor ständig etwas. Ich ließ die Handyhülle in der U-Bahn liegen, warf meinen Arztmantel samt dem Schlüssel in die Wäsche und verlor mehrere Sonnenbrillen. Nach einem Vortrag über Psychopathologie ließ ich einmal Gregors hundert Euro teuren Super-Spezial-Laserpointer liegen und fand ihn nie wieder. Mehrmals sperrte ich mich aus unserer Wohnung aus und musste quer durch die Stadt zu Gregor ins Büro fahren, um mir seinen Schlüssel zu holen.

Die Stationssekretärin unserer Abteilung hatte in ihrem Schreibtisch eine große Lade, die wir »die Notfall-Abteilung«

nannten. Die ganze Lade war randvoll mit Schokolade in 300-Gramm-Tafeln, mit Pralinen und Schokoriegeln. Dort bedienten wir uns und füllten sie hinterher wieder auf. Es gab Nachtdienste, zu denen ich eine 300-Gramm-Tafel für alle mitbrachte, sie aber bereits zur Halbzeit selbst aufgegessen hatte. Ich aß immer zwei Reihen schnell hintereinander, einfach um mich ein bisschen zu beruhigen oder zu belohnen, und um mich kurz gut zu fühlen, ehe die nächste Katastrophe über mich hereinbrach.

Nach zwei Monaten hatte ich mehr als fünf Kilo zugenommen. Meine Lieblingsjeans bekam ich fast nicht mehr zu und wenn, kam ich mir wie eine Knackwurst vor. So trug ich immer die gleichen zwei Hosen, die mir noch halbwegs passten, und ansonsten Röcke. Es war fürchterlich.

Zu meiner Rechtfertigung vor mir selbst sagte ich mir, dass ich nur dieses Jahr irgendwie überstehen müsste, und dass ich andere Probleme hätte, als mich um meine Figur zu kümmern. Etwas von meinem Essen wegzulassen kam nicht in Frage, denn an vielen Tagen war Essen das einzig Schöne für mich. Manchmal hatte ich den Eindruck, ich lebte nur von Mahlzeit zu Mahlzeit und meine Riesen-Nutella-Baguettes waren der große Lichtblick meines Alltags.

Gregor erzählte mir zur Aufheiterung, wie beim Heer die Rekruten während der Grundwehrausbildung die Tage zählten. Überall, an den Spinden und in den Toiletten, stand es geschrieben oder eingeritzt. NL: 100. Neue Lage: 100 Tage, bedeutete das. Ich zählte die Tage ab, die ich noch in der Abteilung bleiben musste und schrieb auf das Kuvert einer Strafverfügung wegen Falschparkens: NL: 290. Es war furchtbar.

Als ich sieben Kilo zugenommen hatte, wurde mir klar, dass ich etwas ändern musste. Gregor meinte zwar, ich solle ruhig bleiben, die Kilos würden ganz von selbst wieder verschwinden, half mir dann aber doch beim Durchforsten der Diätbücher in den Buchhandlungen.

Ich hatte schon in der Vergangenheit immer wieder Diäten ausprobiert und war an jeder gescheitert, aber damals war mein Druck auch nicht so groß gewesen. Eine neue Diät zu beginnen, das hatte so etwas Hoffnungsvolles. Nach Essensplänen einzukaufen, in der Früh weißes Joghurt zu essen und Salat in die Arbeit mitzunehmen.

Ich probierte auch diesmal verschiedene Diäten aus, aber schon nach wenigen Tagen fing ich immer zu schummeln an. Auch deshalb, weil zu dem Stress in der Arbeit jetzt immer mehr Streitereien mit Gregor kamen und mir die Kinder ständig den letzten Nerv raubten. In so einer Stimmung hätte der kleine Salat mit Vollkornbrot einfach nichts ausrichten können, zumal bei »NL: 220«. Außerdem war da auch noch die Stimme in meinem Kopf, die mir über meine inneren Konflikte hinweg half. Sie hatte immer beruhigende Sätze für mich parat.

Ein kleines Stück Schokolade geht immer.

Iss einfach heute ein bisschen mehr und dafür morgen nichts!

Macht ja nichts, wenn du jetzt ein Thunfisch-Sandwich isst, lass dafür das Abendessen aus!

Natürlich blieb es nie bei dem einen Stück Schokolade und natürlich gab es nie einen Tag, an dem ich nichts aß. Es gab auch kein einziges Abendessen, das ich ausließ, eher aß ich für zwei.

Nach wenigen Tagen verwarf ich die jeweilige Diät wieder ganz. So will ich nicht leben, dachte ich jedes Mal, lieber werde ich fett.

Die Diäten nutzten mir nicht nur nicht, sie schadeten mir sogar. Das wurde mir klar, während ich im Fernsehen eine besonders schlimme Abnehmsendung sah. Eine Ernährungsberaterin mit weit aufgerissenen Augen besuchte stark übergewichtige Menschen in ihren Wohnungen und entwickelte Ernährungs- und Abnehm-Programme für sie. Diesmal war sie bei einer jungen Frau, die fast hundertdreißig Kilo wog. Die Beraterin hatte sich angesehen, was die Frau den ganzen Tag aß und mäkelte daran herum.

Die Portionen der jungen Frau waren wirklich groß. Zwei Teller Nudeln und dann noch drei Wiener Schnitzel, eine Familienportion Eis, und so ging es weiter. Das ging natürlich nicht. Aber diese Beraterin hatte so etwas Belehrendes. »Kennst du eigentlich die Risiken deines Gewichts?«, fragte sie. Sie sprach von Zuckerkrankheit und der Amputation von Extremitäten. Zur Demonstration zeigte sie der Frau eine Prothese. »Das ist deine letzte Chance, abzunehmen«, sagte sie zu ihr und es klang wie eine Drohung.

Es mochte ja alles stimmen, was sie sagte, aber dieses Angst machen, das Drohen mit schlimmen Folgen und der Druck, den sie erzeugte, machten mir alleine beim Zusehen Stress und ich überlegte sogar hinterher, ob ich mir nicht einen kleinen Kakao holen sollte.

Diese Beraterin war besonders brutal, doch im Prinzip läuft es bei allen Diäten auf dieses belehrende »Mach es einfach so, wie ich es dir sage, und wenn du es nicht schaffst, hast du etwas falsch gemacht!« hinaus.

Ich hatte immer gespürt, dass in dieser Art von Tipps eine gewisse Aggressivität steckte, dass sie Stress auslösten, den Cortisolspiegel hoben und uns damit erst recht zu Michelin-Männchen mit Mondgesichtern machten.

Neuropsychologisch ist es für uns nicht nur enttäuschend, wenn wir an einer Diät scheitern und sie abbrechen, sondern auch, wenn wir zum Beispiel bloß einmal das Joggen auslassen, das wir uns vorgenommen haben. Dann haben wir unsere Pläne nicht eingehalten und auch wenn sie unrealistisch gewesen sein mögen, fühlen wir uns als Versager. Das Gefühl, versagt zu haben, also die Enttäuschung über uns selbst, löst Stress aus, biochemisch betrachtet genau den gleichen Stress wie ein ungemütlicher Arbeitsplatz.

Nach dieser Erkenntnis beschloss ich neuerlich, meine Versuche mit Diäten vorerst zu verschieben.

Nach den Weihnachtsfeiertagen, etwa acht Monate nach meinem Wechsel in die neue Abteilung, hatte ich mehr als zehn Kilo zugenommen. Wenn ich mich im Spiegel betrachtete, die dicken Oberschenkel und das dicke Gesicht, bekam ich schon allein durch diesen Anblick noch mehr Stress. Dann brauchte ich so rasch wie möglich ein Baguette mit Nutella. Diese Baguettes waren meine besten Freunde geworden.

Es ging mir eigentlich nie wirklich darum, satt zu sein. Ich erlag einfach regelrechten Fressattacken, bei denen es um Betäubung ging. Ich betäubte mich mit viel Essen und als logische Folge schwabbelten mein Bauch und mein Hintern bald. Meine Oberschenkel ebenso.

Mit dieser Figur wollte ich mir keine Markenjeans mehr kaufen. Es wäre zu frustrierend gewesen, teure Jeans in der Größe »Zirkuszelt« anzuprobieren. Ich kaufte nur mehr die billigsten Leggins und trug weite T-Shirts dazu. Es war ein Desaster. Ich fühlte mich wie eine lebendige Katastrophe.

Wir wissen alle, mit welchem Gewicht wir uns wohl fühlen. Niemand weiß das besser als wir selbst. Wenn Menschen sehr dünn oder sehr dick sind, ist das ihre Sache. Wenn sie sich mit etwas mehr Kurven oder einem gemütlichen Bäuchlein wohl fühlen, gut so. Bloß fühlte ich mich eben nicht wohl. Ich war einfach zu schwer, da halfen auch keine beruhigenden Worte. Wenn mich jemand damit trösten wollte, dass richtig dick sein doch etwas ganz Anderes wäre, konnte ich richtig wütend werden. Dann fühlte ich mich unverstanden, war enttäuscht und aß noch mehr.

Die Situation im Job entspannte sich mit Jahreswechsel etwas. Die Leitung des Krankenhauses genehmigte mehr Stellen für unsere Abteilung und mehr Ärzte kamen. Ich musste weniger Nachtdienste und Überstunden machen und die Routinearbeit war schneller erledigt. Manchmal kam ich jetzt sogar wieder pünktlich nach Hause.

Der erhoffte Effekt, dass das etwas an meinem Gewicht verändern würde, trat jedoch nicht ein. Nicht von selbst und auch nicht, als ich nachhalf. Ich scheiterte weiterhin an jeder Diät, auch wenn sie noch so neu und vielversprechend klang. Denn obwohl ich jetzt wieder viel mehr Freizeit hatte, konnte ich nicht mehr damit aufhören, ständig zu essen. Es war wie eine Sucht. Ich musste mich weiterhin ständig mit Essen beruhigen und betäuben.

Besonders schlimm war es, wenn mir Freunde und Bekannte, die meine äußerliche Veränderung inzwischen nicht mehr so leicht wegreden konnten, gut gemeinte Tipps gaben.

Warum isst du nicht einfach weniger?

Lass nur die Schokolade weg!

Ich habe mehr als sieben Kilo mit »Dinner Cancelling« abgenommen.

Laufen hilft super. Lauf einfach morgens eine Runde, dann hast du auch weniger Hunger!

Iss einfach kein Fleisch!

Iss einfach kein weißes Mehl!

Lass einfach die Milchprodukte weg!

Immer war da dieser Imperativ. Ich wusste, dass sie alle es gut meinten, aber es war trotzdem schrecklich. Ich wusste das ja alles schon. Ich wusste ganz genau, welches Nahrungsmittel wie viele Kalorien hatte. Weniger essen, mehr Bewegung, weniger Stress, weniger Kilos. Ursache, Wirkung, Lösung. Die Theorie war ganz einfach. Bloß half mir das nichts, wenn ich mich hässlich fühlte und traurig war und nur eines wollte: allein sein mit einer riesigen Tafel Schokolade.

Keiner meiner Freunde und Bekannten bemerkte, dass das ständige Gequatsche über meine Figur und die vielen gut gemeinten Tipps mich nur noch mehr unter Druck setzten. Dass sie nur das Gegenteil von dem bewirkten, was sie sollten und mitschuldig an weiteren Fressattacken waren. Doch das Schlimmste war: Als das Jahr in der inzwischen gar nicht mehr so ungemütlichen Abteilung vorbei war und ich zurück an meine ursprüngliche Klinik durfte, änderte sich rein gar nichts. Ich nahm mein neues Gewicht und meine Fressattacken mitsamt meiner Unfähigkeit, etwas dagegen zu tun, in mein altes Leben mit. Selbst als ich im Sommer eine Stelle als Psychiaterin an einer Wiener Klinik bekam, also meinen Traumjob, blieb mein Gewicht gleich.

Schließlich kam dieser kühle Herbsttag. Es war nebelig und es nieselte leicht. Ein perfekter Tag, um sich daheim zu verkriechen, um zu lesen oder ein bisschen aufzuräumen, doch ich musste zum Zahnarzt. Der Bus war wie immer knallvoll. Ich fuhr mit der Linie 13A, die Wiens beliebteste Einkaufsmeile, die Mariahilfer Straße, quert. Dementsprechend gedrängt standen in dem Bus Menschen mit ihren Einkaufstaschen und übler Laune. Ich war noch nie gerne mit dem 13A gefahren. Ich hatte sogar meine einzige Mitgliedschaft in einem Fitnessstudio beendet, weil ich es nur mit dieser Linie erreichen konnte.

Ich stand in dem schmalen Gang zwischen den Sitzen und hielt mich an einer Stange fest. Ein etwa dreißigjähriger Typ wollte sich an mir vorbei quetschen, um in den hinteren Teil des Busses zu gelangen. Dabei sagte er diesen Satz.

Weich aus, Blade!

»Blad« ist ein abfälliges wienerisches Wort für »dick«. »Blad« ist noch schlimmer als dick. Es ist eine ganz schlimme Art von dick, eigentlich die schlimmste, und ich konnte mich umsehen, so viel ich wollte: Er hatte wirklich mich gemeint. Denn es stand niemand neben mir, der noch »blader« war als ich. Eine alte Frau war da noch mit einem Kleinkind an der Hand. Sie war wohlbeleibt, aber sie war dem Typen nicht richtig im Weg gestanden. Ich merkte gar nicht, wie ich Platz machte, dermaßen getroffen war ich von diesem Satz.

Weich aus, Blade!

Dieser Satz löste ein mulmiges Gefühl in meinem Magen aus, das ich den restlichen Tag nicht mehr loswurde. Ich fühlte mich elend.

Es gibt Momente im Leben, in denen wir an einer Kreuzung stehen. Wir wissen, dass wir geradeaus weitergehen können wie bisher. Es gibt aber auch einen Weg nach rechts und einen nach links und beide führen ganz woanders hin.

An jenem Nachmittag stand ich an so einer Kreuzung. Ich wusste, dass ich nicht einfach geradeaus weitergehen konnte. Der Satz, gesprochen von einem Mann, der mich bestimmt in der gleichen Sekunde wieder vergessen hatte, markierte in Sachen Figur und Ernährung meine Stunde Null. Es reichte. Ich wollte nicht mit diesem Gewicht weiterleben. Ich musste etwas dagegen tun.

Ich hatte bloß keine Ahnung, was das sein konnte, eine weitere Diät jedenfalls nicht. Nach meinen Erfahrungen damit erschöpfte mich schon der bloße Gedanke daran psychisch. Ich hatte wirklich keine Lust auf noch ein Buch von irgendeinem Fitnesstrainer, der einen Zwei-Wochen-Plan mit Knäckebrot, gegrilltem Hühnchen und frisch-fröhlichen Joggingrunden morgens um fünf empfahl. Aber was konnte ich sonst tun?

Die Erleuchtung kommt von oben

Der Rest dieses grauen und nasskalten Herbsttages verlief zunächst unspektakulär. Nach meinem Termin beim Zahnarzt wollte ich die Wintersachen für meine jüngste Tochter heraussuchen, um mich mental darauf einzustimmen, dass der Sommer nun endgültig vorbei war.

Ich wohne in einer Altbauwohnung mit hohen Räumen. Im Kinderzimmer steht ein über drei Meter hoher Jugendstilschrank. In dessen oberen Fächern lagerten neben einigem anderen Kram, in einer Plastiktasche, die Sachen, die ich suchte.

Ich war zu faul, die Leiter zu holen und hochzuklettern. Deshalb streckte ich mich und fischte nach den Trageschlaufen der Tasche. Als ich sie endlich zu fassen bekam, zog ich daran, bis sich die Tasche bewegte. Sie kam mir entgegen, doch es rutschten noch ein paar andere Sachen mit, die anscheinend oben drauf gelegen waren. Etwas Schweres traf mich an der rechten Schläfe und polterte zu Boden. Es war ein Buch. Ich sprang zurück, während die Tasche mitsamt dem übrigen Kram vor meinen Füßen landete.

Verärgert versetzte ich dem Buch einen Tritt. Es flog nicht weit, denn es war dick und schwer. In der Mitte des Kinderzimmers blieb es aufgeschlagen liegen. Ich griff mir an die Schläfe und hatte keine Lust mehr, Winterkleidung zu sortieren. Zuerst die Sache im Bus und jetzt auch noch das. Es war einfach nicht mein Tag. Morgen ist dafür auch noch Zeit, dachte ich, und stopfte alles zurück in den Schrank.

Als ich auf dem Weg nach draußen schon das Licht abdrehen wollte, lag da noch immer das Buch. Es war ein Fachbuch aus meiner Anfangszeit an der Neurochirurgie. Ich bückte mich danach und sah das Kapitel, an dem es aufgeschlagen war. »Die Basalganglien«, so lautete es. Der Titel rief in mir Erinnerungen an alte Zeiten wach und so saß ich bald auf dem Boden neben einer Lego-Antarktis-Basisstation und blätterte darin.

Wie lange das alles her war! Es war so ähnlich, wie nach zehn Jahren Fotos einer alten Liebe wiederzufinden. Das Buch war ein Teil von vier Bänden über operative Neurochirurgie und ich hatte alle vier geliebt. Ich sah mir die Abbildungen der Basalganglien an, die mich schon als Studentin fasziniert hatten, weil sie längst nicht restlos erforscht waren und immer wieder neue Informationen darüber auftauchten. Ich hatte sie in der Neurochirurgie und in meiner Ausbildung zur Psychiaterin von jeweils unterschiedlichen Seiten kennengelernt. Die Basalganglien liegen unter der Großhirnrinde und sind vor allem für unsere Gewohnheiten und automatischen Bewegungen wichtig, etwa für das Gehen, das Radfahren oder das Klavierspielen.

Ich saß am Boden des Kinderzimmers, inmitten des Antarktis-Basislagers, mit dem drei Kilogramm schweren Neurochirurgie-Buch auf den Oberschenkeln und dachte über die Basalganglien nach. Eigentlich sind sie nicht nur für das Gehen, das Radfahren oder das Klavierspielen zuständig, überlegte ich, eigentlich sind alle unsere täglichen Verhaltensroutinen, über die wir nicht mehr nachdenken, während wir sie ausführen, in den Basalganglien gespeichert.

Mir fiel ein Satz ein, den ich als Psychiaterin schon oft gehört hatte.

Falsche Verhaltensmuster sind erlernt und können daher auch wieder verlernt werden. Neue Verhaltensmuster müssen geübt werden.

Ich dachte darüber nach, wie viele von meinen täglichen Routineabläufen ich wirklich bewusst wahrnahm, wenn ich aufstand, meine Hausschuhe anzog, ins Bad ging, die Zähne putzte, die Kinder weckte und so weiter.

Nicht nur diese Dinge liefen automatisch ab, sondern auch meine Gewohnheiten, etwa wie lange ich schlief, wie ich zur Arbeit fuhr, wann und wie oft ich mich bewegte und was, wann und wie viel ich aß. Diese Tatsache, die mir seit langem vertraut war und die für mich seit jeher selbstverständlich gewesen war, erschien mir jetzt neu und überraschend:

Meine Art, mich zu ernähren, besteht aus Verhaltensmustern, die ich irgendwann erlernt habe und die in meinen Basalganglien abgespeichert sind.

Ich hatte das Gefühl, eine richtig große Entdeckung machen, als ich den Satz aus meiner Weiterbildung diesem gegenüber stellte:

Falsche Verhaltensmuster sind erlernt und können daher auch wieder verlernt werden. Neue Verhaltensmuster müssen geübt werden.

Auf einmal schien alles ganz simpel!

Der Alltag holte mich ein und unterbrach meinen Gedankenfluss. Meine beiden kleinsten Kinder warteten mit der Zahnbürste in der Hand auf meine Hilfe. Doch ich konnte das Buch nicht einfach so wieder zur Seite legen. Ich markierte das Kapitel über die Basalganglien mit einer am Boden liegenden Uno-Karte und legte es ins Wohnzimmer. »Operative Neurochirurgie, Band 3«, wie lange war das her! Und trotzdem schöpfte ich neue Hoffnung daraus.

Das Gehirn hat vier Systeme, die uns beim Abnehmen helfen können. Die Basalganglien, den Hypothalamus, das Belohnungssystem und den präfrontalen Cortex. Wir müssen nur die Basalganglien neu programmieren, den Hypothalamus austricksen, das Belohnungssystem umpolen und den präfrontalen Cortex aktivieren. Klingt kompliziert, ich weiß, aber es ist ganz einfach! Auf jeden Fall ist es einfacher als Hungern.

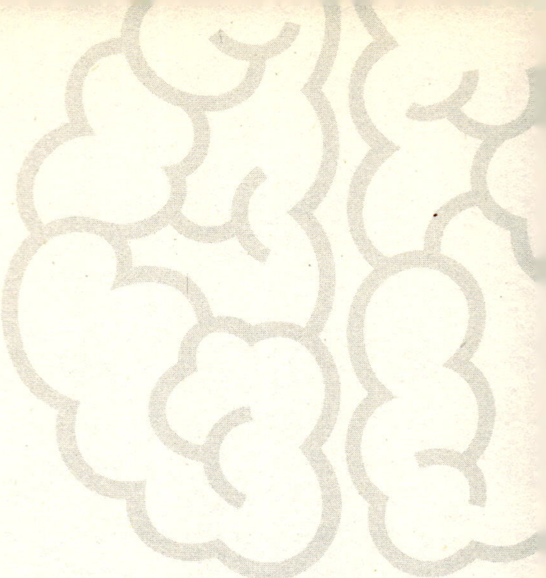

1.

Die Basalganglien umprogrammieren

Abnehmen ist wie Klavierspielen

Das darauffolgende verlängerte Wochenende war ein besonderes für mich. Gregor war schon am Freitag zu einem Seminar gefahren und die Kinder waren bei meinen Eltern. Ich verbrachte gerne Wochenenden mit meiner Familie, aber ich fand, dass ich mir ein bisschen Zeit für mich allein verdient hatte. Entspannen, das hieß diesmal nicht, für die ganze Bande Essen zu kochen und die Wäsche der vergangenen Woche zu waschen. Diesmal hieß es Schokolade und drei Zeitschriften zum Frühstück. Milchkaffee mit meiner besten Freundin und den ganzen Nachmittag mit meinen Lieblingsserien am Sofa verbringen. Den Kopf komplett abschalten, Füße hochlagern, Mikrowellenpopcorn und natürlich Baguette mit Nutella. Herrlich würde das werden, zumindest hatte ich mir das ein paar Tage zuvor noch so vorgestellt.

Doch alles kam anders an diesem Samstag. Es fing damit an, dass ich bereits um sechs Uhr morgens von selbst aufwachte, was gar nicht zu mir passte. Freiwillig bereits um sechs Uhr morgens wach war ich höchstens bei Nachtdiensten (und das war genau genommen auch nicht freiwillig) oder wenn ich mit ein paar Freundinnen unterwegs war und nicht bereits, sondern noch immer wach war. Doch an diesem Samstagmorgen lag ich im Bett und schaute auf mein Handy, das »06:03« anzeigte. Ich war hellwach, keine Spur von Müdigkeit.

Eine Weile sah ich vom Bett aus dem Morgen beim Dämmern zu. Dann schlurfte ich in die Küche. Da stand ich nun in meinem alten T-Shirt und hatte keine Ahnung, was ich mit diesem Morgen anfangen sollte. Auf eine Riesenladung Milchkaffee mit Schokokeksen hatte ich nach dem Vorfall im Bus keine richtige Lust. Ich stellte den italienischen Espressokocher auf die Herdplatte und trank den Kaffee im Stehen.

Ich überlegte, ein Vollbad zu nehmen. Ich liebe Vollbäder. Ich verfüge über eine Sammlung von Badeölen und meine Zeitschriften sind vom Badewasser immer am unteren Ende ausgefranst. Mein Traum war immer ein Zeitschriftenhalter für die Badewanne, aber so etwas habe ich nie gefunden.

Seit Monaten hatte ich kein Vollbad mehr genommen, schon weil ich meinen Körper nicht mehr ansehen wollte und deshalb lieber rasch duschte. Jetzt ließ ich das Wasser in die Wanne laufen und gab Badeöl dazu. Dampf stieg auf und vermischte sich mit dem Duft des Öls. Wie früher bereitete ich mir eine Tasse Tee zu und stieg damit in die Wanne, noch während das Wasser lief.

Als ich meinen Körper jetzt von oben bis unten betrachtete, wurde ich traurig. Wie hatte ich mir das nur antun können? Warum war es soweit gekommen und wie hatte ich auf die Idee kommen können, dass irgendwelche Fitnesstrainer oder selbst ernannte Diät-Gurus mir helfen konnten? Menschen, die vielleicht einmal ein paar Kilos abgenommen hatten und nun dachten, die Welt belehren zu müssen? Wie hatte ich Tipps von Menschen befolgen können, die mich gar nicht kannten, die mich noch nie gesehen hatten und die trotzdem zu wissen behaupteten, wie ich mit meinem Körper umgehen sollte?

Es heißt, dass Buddha bei der Meditation unter einem Baum die Erleuchtung zuteil wurde. Meine Erleuchtung fand, von der Badewanne aus betrachtet, in drei Schritten statt. Den ersten Schritt markierte die freche Äußerung des Typen im Bus, den zweiten das leichte Schädelhirntrauma beim Aufprall eines neurochirurgischen Fachbuches auf meiner Schläfe. Der dritte Schritt fand gerade im heißen Ölbad statt. Denn jetzt wurde mir klar, welcher Spezialist mich wieder auf den richtigen Weg bringen konnte: Ich selbst.

Mir wurde klar, dass ich als Neurochirurgin und Psychiaterin über das Wissen verfügte, mit dem ich den Kern des Problems angehen konnte, statt mit Diäten immer nur seine Symptome zu bekämpfen. Das Wissen über die Funktionsweisen des Gehirns, das Wissen also über jenes meiner Organe, das auf die eine oder andere Weise für alle meine Handlungen und deren Konsequenzen verantwortlich war.

Im ersten Moment kam mir das ganz einfach vor. Ich musste bloß auf Basis dieses Wissens und meiner Erfahrungen eine fundierte Anleitung für mich selbst entwickeln, eine Anleitung, die meine Kilos verschwinden lassen würde und die auf den beiden Erkenntnissen beruhte, die mich schon seit einigen Tagen im Hinterkopf beschäftigten.

Meine Art, mich zu ernähren, besteht aus Verhaltensmustern, die ich irgendwann erlernt habe und die in meinen Basalganglien gespeichert sind.

Falsche Verhaltensmuster sind erlernt und können daher auch wieder verlernt werden. Neue Verhaltensmuster müssen geübt werden.

Ich fragte mich, warum ich noch nicht früher auf die Idee gekommen war, meinen eigenen Abnehmplan zu entwickeln. Es lag wohl daran, dass wir Ärzte manchmal eigenartig sind, wenn es um uns selbst geht. Chirurgen, die täglich zwei Patienten mit Lungenkrebs operieren, rauchen mehrere Packungen Zigaretten am Tag. Es gibt Ernährungsmediziner mit massivem Übergewicht. Ein Kollege hatte vor ein paar Tagen seinen Nachtdienst gemacht, obwohl er eine schwere Grippe hatte. Wir kümmern uns oft voller Engagement um unsere Patienten und machen uns über uns selbst keine Gedanken. Unser Wissen in unseren eigenen Dienst zu stellen, scheint uns schwer zu fallen. Ich machte mir als Hirnspezialistin jeden Tag Gedanken über meine Patienten, hatte mich aber mit meinen eigenen Gehirnfunktionen, die verantwortlich für meine Ernährung und damit immerhin für mein derzeit größtes Problem waren, noch nie auseinandergesetzt. Jetzt, da ich es endlich tat, war mir sofort klar, wie es laufen musste.

> *Da mein erlerntes Verhaltensmuster in meinen Basalganglien gespeichert war, musste es mir gelingen, sie zu knacken und ein neues Verhalten einzuspeichern.*

Das musste der Anfang sein. Danach würde ich nach und nach und mit neuen Augen all meine Gehirnbereiche betrachten, die für meine Ernährungsgewohnheiten eine Rolle spielten. Wer sollte dafür besser geeignet sein, als ich selbst?

Ich cremte mir die Füße ein, holte mein neues Lieblingsbuch, »Operative Neurochirurgie, Band 3«, und ging damit ins Wohnzimmer. Ich hatte vor ein paar Monaten im Internet ein

Sofa mit Ohren wie bei einem großen alten Ohrensessel gekauft. Es war geradezu perfekt dazu geeignet, um darin lesend einen Vormittag zu verbringen. Ich schlug das Buch auf der Seite mit der Uno-Karte auf und sah mir noch einmal die Abbildung der Basalganglien an.

Selbst nach vielen Jahren der Beschäftigung hatte das Gehirn nie aufgehört, mich zu faszinieren. Wenn wir zum Beispiel nach einem Glas greifen, sind in unserem Gehirn mehrere Systeme gleichzeitig aktiv. Zunächst steuert der sogenannte *Gyrus praecentralis* die Bewegung. Das ist die für die Motorik zuständige Hirnrinde. Alle Muskelgruppen sind in dieser Hirnrinde unterschiedlich stark vertreten. Gesicht und Hände etwa sind stärker vertreten als Füße, weil sie feinere und präzisere Bewegungen ausführen müssen, an denen mehr Muskeln beteiligt sind. Das Gehirn überträgt die gewünschte Bewegung dann über mehrere Ebenen in die motorischen Zellen des Rückenmarks, von wo aus sie zu den Muskelgruppen gelangen, die sie ausführen.

So weit, so gut. Bloß können wir uns nicht jede kleine Bewegung ständig neu überlegen. Vielmehr erlernen wir Schritt für Schritt teils komplexe Bewegungsmuster, die dann automatisch ablaufen. Gehen, Radfahren und Klavierspielen zum Beispiel. Indem wir diese Bewegungsmuster erlernen, speichern wir sie im Gehirn in den Basalganglien ab, die sie dann ohne unser weiteres Zutun in unsrem Sinne ausführen. Wir wären ja völlig überfordert, müssten wir jede Bewegung beim Gehen oder Radfahren ständig neu durchdenken. Besonders schlimm wäre das bei einer Eiskunstläuferin. Müsste sie sich bei einem dreifachen Rittberger in jedem Moment genau überlegen, was sie da gerade tut, würde sie stürzen. Deshalb betreiben wir sozusagen *Outsourcing* mit diesen Bewegungsmustern. Aus ökonomischen Gründen verlagern wir sie, vor allem in unsere Basalganglien.

Wie wir das machen, kann jeder beobachten, der einem Kind zusieht, das zum Beispiel Radfahren lernt. Am Anfang ist es vollkommen konzentriert auf jede einzelne Bewegung. Es achtet darauf, den Lenker gerade zu halten, regelmäßig in die Pedale zu treten und nicht zu schnell oder zu langsam zu fahren. Wenn es etwas ablenkt, etwa eine Katze, die vor das wackelige Rad zu laufen droht, stört das die Konzentration des Kindes und es stürzt. Wenn es gestürzt ist, steigt es wieder auf und probiert es aufs Neue, auch wenn seine Knie zerkratzt und seine Ellbogen aufgeschürft sind. Es steigt immer wieder auf und übt weiter. Je mehr es übt, je weiter es fährt, umso sicherer wird es. Ab dem Moment, in dem es nicht mehr über das Radfahren nachdenken muss, sind die dafür nötigen Bewegungsabläufe in seinen Basalganglien abgespeichert.

Wie sehr die Basalganglien unser Verhalten sozusagen an uns vorbei steuern, erleben wir regelmäßig in Alltagssituationen. Wir wollen den Müll rausbringen und wissen, sobald wir beim Auto ankommen, nicht mehr, ob wir es getan haben oder nicht. Oder wir wissen, nachdem wir das Haus verlassen, nicht mehr, ob wir die Heizung ausgeschalten haben oder nicht. Solche Tätigkeiten sind so sehr über unsere Basalganglien automatisiert, dass sie unser Bewusstsein kaum noch beanspruchen und spurlos daran vorbei ablaufen können.

Ich blätterte weiter in dem Buch. An einer Stelle war von einem Versuch mit Bildern aus der funktionellen Magnetresonanztomographie (kurz: fMRT) die Rede. Bei der fMRT liegen Patienten in einer Röhre und führen bestimmte Tätigkeiten aus. Gibt es in einer Gehirnregion keine oder wenig Aktivität, bleibt die jeweilige Region grau. Gibt es viel Aktivität, leuchtet sie in vielen bunten Farben und die Ärzte können von den Farben Rückschlüsse auf die Art der Aktivitäten ziehen.

Ich hatte diese Technik oft zur Planung von Operationen genutzt. Besonders bei Patienten mit Tumoren im Bereich der motorischen Gehirnrinde war nie etwas so, wie es im Lehrbuch stand. Der Tumor verschob meist die Gehirnstrukturen. Damit ich wusste, wo ich besonders vorsichtig sein musste, um keine bleibenden Schäden zu verursachen, machten wir vor der Operation solche Bilder. Sonst hätte es passieren können, dass ich einen Tumor komplett entfernte, der Patient aber eine Hand nicht mehr heben oder nicht mehr gehen konnte.

Bei der Studie in dem Buch, die mit Hilfe der fMRT entstanden war, ging es um das Lernen. Die Versuchspersonen lagen in der Röhre und erlernten dort motorische Aufgaben. Zu Beginn waren viele Gehirnregionen aktiv: der präfrontale Cortex, über den wir Handlungen planen, der motorische Cortex, über den wir willkürliche Bewegungen steuern, das Kleinhirn, das für Koordination, Feinabstimmung, unbewusste Planung und das Erlernen von Bewegungsabläufen zuständig ist, und die Basalganglien. Je besser die Versuchsteilnehmer die betreffende Tätigkeit erlernten, umso weniger Gehirnregionen waren aktiv. Die Basalganglien übernahmen die Tätigkeiten nach und nach.

Wegen dieser Arbeitsteilung des Gehirns nehmen wir automatische Tätigkeiten auch gar nicht mehr bewusst wahr. Wir fahren mit dem Auto und merken gar nicht mehr, was wir dabei tun. Es erfordert unser bewusstes Denken nicht mehr. Den Beginn so einer Tätigkeit planen wir zwar noch, indem wir beschließen, etwas zu tun und damit anfangen. Doch sobald das erlernte Bewegungsmunter läuft, schaltet das Gehirn auf Automatik, also auf die Basalganglien um.

Ich mag das Video zu Robbie Williams' Lied »*She's the One*«, das mit der Eiskunstläuferin. Es macht die Funktion der Basalganglien deutlich. Die Bewegungen der Eiskunstläuferin sind so fließend, das würde sie willkürlich nie hinkriegen. Das funktioniert dank der Koordination durch die Basalganglien und es zeigt, dass hartes Training sich nicht nur auf die Muskulatur auswirkt, sondern auch auf das Gehirn.

Ich hatte Hunger bekommen und ging in die Küche. Ich stellte mir einen Kaffee auf, wärmte etwas Milch und schäumte sie mit dem Cappuccino-Schäumer. Ich bestrich zwei Stücke Baguette mit Nutella und trug alles ins Esszimmer, wo meine Zeitschriften lagen. Beim Lesen aß ich Baguette und trank meinen Cappuccino. Bevor ich mit dem Artikel »Luxus, Spaß und Fantasie« in der Vogue durch war, hatte ich beide Stücke Nutella-Baguette aufgegessen und meine Kaffeetasse war leer. Ich hatte mir sogar eine zweite Tasse eingeschenkt und es nicht einmal bemerkt. Cappuccino und Baguette mit Nutella zu einer Zeitschrift, das war bei mir offenbar in den Basalganglien abgespeichert und lief auf Autopilot ab.

Ich betrachtete die Krümel am Tisch und die leere Tasse. Basalganglien haben einen offensichtlichen Nachteil, dachte ich. Sie speichern nicht nur so wichtige oder schöne Tätigkeiten wie Gehen, Radfahren, Klavierspielen oder Eislaufen ab, sondern auch niedere und üble, die wir durch häufiges Wiederholen erlernen. So wie Zeitschriften, Nutella-Baguettes und Kaffee oder Fernsehen, Chips und Bier oder Arbeit, Stress und Schokolade. Das eine hängt automatisch mit dem anderen zusammen.

Was, wann, wo und wie wir essen, haben wir durch häufiges Wiederholen über einen längeren Zeitraum erlernt und wie Gehen, Radfahren oder Klavierspielen über unsere Basalganglien automatisiert. Dann einfach zu sagen: Das ändere ich jetzt, ich halte mich ab sofort an diese oder jene Diät, funktioniert einfach nicht. Es kann nicht funktionieren, denn die Basalganglien haben etwas dagegen. Die Diät-Gurus wissen das entweder nicht oder sie sagen es nicht, um nicht die Illusion ihrer Diäten zu zerstören. Denn in Kenntnis dieser im Gehirn ablaufenden Mechanismen ist jeder, dessen Diät mit dem Satz »Ab heute esse ich nur noch …« beginnt, ein Quacksalber, der uns nur Geld kostet, in die nächste Enttäuschungen laufen lässt, dabei Stress macht und damit unseren Cortisolspiegel hebt.

Wären die Basalganglien so einfach willkürlich auszuhebeln, hätten sie auch gar keinen Sinn. Ihr Vorteil besteht ja gerade darin, dass sie uns das Denken und Entscheiden im Sinne ihrer Programmierung abnehmen. Doch genau darin liegt auch ihr Nachteil. Haben wir sie einmal falsch programmiert, lässt sich das nicht auf Zuruf ändern.

Ich war inzwischen auf mein gemütliches Ohrensofa zurückgekehrt und dachte daran, wie ich mich für meine gescheiterten Diäten zu motivieren versucht hatte. Einmal hatte ich mir einen Bikini der Größe 36 gekauft und dazu ebenfalls viel zu kleine hellblaue *Levi's* Superskinny Jeans, die von da an ungetragen meinen Schrank schmückten.

Ich hätte besser schon damals akzeptiert, dass meine Art des Essens, von den Nutella-Baguettes über die Schokolade aus der Notfall-Abteilung bis zum Hotdog am Heimweg, einen Sinn erfüllte. Ich hatte diese Dinge nicht häufig wiederholt und damit in meinen Basalganglien abgespeichert, weil ich dumm war, sondern weil ich mich dadurch kurzfristig besser fühlte. Das war der Grund, weshalb ich mir Cappuccino nachschenkte, ohne es zu merken, und warum mir manchmal erst zu Hause richtig bewusst wurde, dass ich unterwegs schon wieder einen Hotdog gegessen hatte.

In der Lerntheorie, genauer der behavioristischen Lerntheorie, die aus Modellen und Hypothesen besteht, die Lernvorgänge psychologisch beschreiben sollen, gibt es den Begriff der »operanten Konditionierung«. Er bezeichnet den natürlichen Vorgang einer Reaktion auf bestimmte Reize. Verhalten, das unmittelbar angenehme Folgen für uns hat, zeigen wir demnach öfter, was in der Lerntheorie »Verhaltensverstärkung« heißt. Ich fühle mich entspannt durch Süßigkeiten und den Hotdog und werde beides daher wieder essen. So lange, bis dieses Verhalten in meinen Basalganglien gespeichert ist. Ich übe es also unabsichtlich ein.

Inzwischen dröhnte mir der Schädel. Ich musste raus aus der Wohnung, ein bisschen bummeln und nachdenken. Ich hatte zwar keine große Lust, mich aus meinem Couch-Potato-Outfit zu schälen und stadttauglich zu machen, aber ich überwand mich, nahm den Parka und die Tasche und ging zur U-Bahn.

Ich war lange nicht mehr durch die Innenstadt spaziert. Früher waren Gregor und ich dort oft frühstücken gewesen, nach meinen Nachtdiensten, aber auch am Wochenende mit den Kindern. Ich liebte die Schaufenster der großen Designer- und Schmuckgeschäfte. Es macht mich glücklich, die glamouröse Mode zu betrachten. Genau das brauchte ich heute.

Ich bewunderte die Tücher bei *Hermès*, die Ohrringe bei *Cartier*, und schlenderte dann vorbei an *Gucci* und *Dolce und Gabbana* zum Michaelertor. Dort verkaufte die Spanische Hofreitschule Eintrittskarten für die Vorführungen der Lipizzaner. Auf einem Monitor lief ein Video von den Vorführungen und vom Training dieser wunderschönen weißen Pferde.

Ich blieb neben einer französischen Touristengruppe stehen und sah mir das Video an. Es war bewundernswert, wie trainiert diese Tiere waren, wie kontrolliert, wie exakt, wie synchron ihre Bewegungen abliefen und wie perfekt sie die Sprünge machten. Ich sah runter auf meine Oberschenkel und dachte, dass mir ein bisschen von der Disziplin der Lipizzaner ganz gut täte.

Die Lipizzaner hatten den Vorteil, dass sie mit einer Karotte zu locken waren, was bei mir eher mit einem Nutella-Baguette oder einem Schoko-Croissant, einem Wiener Schnitzel, einer Vier-Käse-Pizza oder einem fetten Schweinebraten ging. Vorlieben, auf die ich mich durch einen weiteren einfachen bio- und neurochemischen Zusammenhang operant konditioniert hatte: Süßes und fettes Essen führen zur Ausschüttung des Glückshormons Dopamin im Körper. Dopamin senkt den Cortisolspiegel und wir fühlen uns leicht betäubt und glücklich. Das hatte bei mir die Verhaltensverstärkung ausgelöst und das Verhalten schließlich als fixes Programm in meinen Basalganglien abgespeichert.

Ich hatte mich diesem Programm viel zu lange überlassen, wodurch meine Ernährung viel zu lange ein ungezähmter, von Impulsen gelenkter Mustang gewesen war, der wild durch die Gegend sprang und keine Regeln kannte. Ich musste ihn wieder einfangen. Ein Lipizzaner würde nie daraus werden, aber jedes Wildpferd lässt sich soweit zähmen, dass es zumindest an der Leine geht.

Ich ging durch die Hofburg und an den großen Museen vorbei nach Hause und dachte darüber nach, was es aus neurofunktioneller Sicht eigentlich bedeutete, den wilden Mustang zu zähmen. Die Antwort lag auf der Hand. Es bedeutete, meine eigenen für das rationale Handeln zuständigen Hirnareale zu benutzen und mit ihrer Hilfe meine Basalganglien neu zu programmieren. Ich hatte sie in Bezug auf meine Ernährung schon seit Längerem heruntergefahren, sie liefen sozusagen im Stand-by-Modus.

Während ich darüber nachdachte, wie ich die Entscheidungen über meine Ernährung wieder stärker über diese Hirnareale treffen konnte, sah ich ein neues Papiergeschäft auf der anderen Straßenseite. Eines, das handgeschöpftes Geschenkpapier mit gepressten Rosenblättern führte, elegante Füllfedern und Terminkalender mit Ledereinbänden in hübschen Farben. Ich betrat den Laden, in dem mir alles Mögliche gefallen hätte, doch bei all meinen Grübeleien über die für das rationale Handeln zuständigen Hirnareale zog es mich in die Abteilung mit den Terminkalendern und Notizbüchern.

Sie wieder besser ins Spiel zu bringen hieß, meine Vernunft zu aktivieren, übergeordnete Zusammenhänge und Prinzipien zu verstehen, Entscheidungen zu treffen, Selbstkontrolle zu üben, die Auswirkungen meines Handelns zu erfassen, relevante Informationen zu filtern, mein Denken und meine Motive zu reflektieren, meinen Verstand und mein Wissen zu benützen, globale moralische Überlegungen anzustellen … Hilfe! Ich fühlte mich überfordert, aber in einem Punkt war ich mir sicher: Ein hübscher Kalender würde mir auf jeden Fall dabei helfen.

Die Hirnforschung hat längst belegt, dass es wichtig ist, Ziele schriftlich festzuhalten. Wenn wir etwas sorgfältig mit dem Stift auf ein Blatt Papier schreiben, halten wir es eher ein, als wenn wir es uns einfach so merken oder rasch in einen elektronischen Kalender tippen.

Mein Blick fiel auf einen Terminkalender, der aus einem Umschlag aus dickem, weichem Leder und einzelnen Kalenderseiten bestand. Den Umschlag gab es in verschiedenen Farben und am Ende des Jahres würde ich den Umschlag behalten und neue Seiten kaufen können. »Das Leder fühlt sich umso besser an, je älter es wird«, sagte der Verkäufer, der mein Interesse bemerkt hatte, »es bekommt Patina.« Ich kaufte den Kalender in blutrot.

Ich plante einen Neustart und ein simples Notizbuch hätte dafür vielleicht auch gereicht, aber ich stand nun einmal auf solche Terminkalender. Ich war eine der Letzten unter den Ärzten in unserer Abteilung, die sich beim Erstellen der Dienstpläne die Nachtdienste in einen Kalender mit Seiten aus

Papier eintrug. Mein Bruder schenkte mir jedes Jahr Werbekalender, die ich mit bedruckten Papieren oder Stoffen tapezierte und die fast wie Tagebücher für mich waren. Meistens schleppte ich auch ein Federpennal mit Buntstiften mit mir herum.

Ich hätte auch meinen normalen Terminkalender für meinen Neustart in Sachen Ernährung verwenden können, aber darauf hatte ich keine Lust. Ich hatte das Gefühl, dass es eine große Sache war, die ich da anging. Schließlich wollte ich nicht wieder nur so eine neue Vierzehn-Tages-Diät entwickeln. Ich wollte vielmehr mit geeigneten, für mich maßgeschneiderten Maßnahmen wieder die Kontrolle über meine Ernährung übernehmen, und zwar langfristig. Ich war dabei, mich unabhängig von den falschen Illusionen zu machen, die Ernährungsgurus schufen, und damit mein Leben gründlich zu verbessern. Und da hatte ich keine Lust, die dafür nötigen schriftlichen Vermerke zwischen Kinderarzt-, Schularbeits- und Nachtdiensttermine zu schreiben, knapp über oder unter die Seminartermine meines Mannes.

Zu Hause machte ich mir einen großen Cappuccino und setzte mich mit meinem neuen Kalender an den Küchentisch. Es war auch dieses Mal ein Cappuccino der Größe für ein Milchkalb, mit ein bisschen Kaffee und besonders viel Milch. Aber das war mir jetzt egal. Ich wollte nichts überstürzen. Ich wollte zuerst einen guten Plan haben, ehe ich meine Ernährungsgewohnheiten änderte. Bloß keine neuen Frustrationserlebnisse erzeugen nach dem Muster: ein Schokokeks? Durchgefallen! Nicht wieder dieses Gefühl entwickeln, versagt zu haben.

Dabei ist dieses »Versagen« gemäß der Bauart unseres Gehirns in Wirklichkeit sogar etwas Gutes. Denn die Programmierung unserer Basalganglien erfolgt nach dem einfachen und auf seine Art zutiefst menschlichen Prinzip »Versuch und Fehler«. Wir probieren etwas, machen einen Fehler, probieren es wieder, machen wieder einen Fehler und so weiter, bis wir es können. So funktioniert das Leben.

Ich schlürfte meinen Cappuccino und dachte daran, wie meine Tochter vergangenes Jahr für die Weihnachtsaufführung der Musikschule geübt hatte. Es hatte mich schon immer fasziniert, die Kinder beim Einüben eines neuen Musikstücks zu beobachten. Meine Tochter übte damals Bachs »Präludium und Fuge Nr. 1 in C-Dur«.

Ich erlebte mit, wie sie sich langsam von einer Note zur nächsten vorarbeitete und wie sie dabei immer wieder ins Notenheft schaute. Immer wieder machte sie die gleichen Fehler, immer wieder folgten Unterbrechung und Neustart. Ein paar Töne, dann wieder der gleiche Fehler, Neustart. Irgendwann konnte sie die Stelle und spielte weiter bis zur nächsten Hürde. Wieder ein Fehler und Neustart. Schließlich spielte sie das Lied am Publikumsabend in der Musikschule vor. Ich erinnere mich noch an jedes Detail. Es war Mitte Dezember, wenige Tage vor Weihnachten, ein nebeliger, nicht allzu kühler Abend. Sie spielte das Lied mit einer Emotion vor, die ich nicht in Worte fassen kann. Das war kein monotones Vorspielen eines Musikstücks mehr. Ich war so gerührt von der Schönheit dieses Stücks, dass ich mit den Tränen kämpfte. Da war keine willkürliche Bewegung mehr in ihren Händen, so wie sie jetzt über die Tasten flogen. Diese Bewegungen liefen automatisch ab.

Die für rationales Handeln zuständigen Areale ihres Gehirns waren jetzt auch nur Zuhörer und überließen alles ganz den Basalganglien.

Auf genau die gleiche Art wollte ich meine neue Ernährungsweise einüben. Kein Mensch wundert sich darüber, dass ein kleines Kind nicht von selbst ein Stück spielen kann. Es probiert eben, macht einen Fehler und probiert es noch einmal. Das ist normal. Es fängt immer wieder von vorne an, probiert weiter. Es gibt nicht sofort auf, bloß weil es ein paar Fehler gemacht hat. Es überlegt sich auch nicht, das Instrument zu wechseln. Genau das tun aber wir bei unseren Diäten. Wir machen Fehler, sind frustriert, ziehen uns mit einer Tafel Schokolade zurück, geben auf und suchen uns kurze Zeit später eine neue Diät.

Ich hatte es auch so gemacht, obwohl mir gerade als Neurochirurgin und Psychiaterin eigentlich klar sein hätte müssen, dass ich neue Verhaltensweisen, wie meine Tochter das Klavierspielen, erst schrittweise lernen musste. Das galt auch für neue Verhaltensweisen beim Essen, egal wie sie aussahen, egal ob ich keine Kohlehydrate mehr oder nur noch vegan essen würde, alle Softdrinks oder alle Mehlspeisen strich oder etwa auf bewusstes und besonders langsames Essen setzte. Lernen ging nur durch Fehler, wiederholtes Probieren, Üben und Verbessern. Wie hatte ich das vergessen können?

Ich dachte daran, wie ich Brot und Nudeln von meinem Speiseplan gestrichen und Weichkäse statt aufs Brot auf Hartkäse gestrichen hatte. Schrecklich. Danach folgten hintereinander die Phasen, in denen ich Omeletts ohne Eigelb anrührte, täglich innerhalb von acht Stunden aß, das Abendessen ausließ und Gerichte kochte, für deren exotische Zutaten ich durch die halbe Stadt musste. Jedes Mal hatte ich voller Hoffnung ein neues Programm angefangen und immer war ich gescheitert. Wie hatte ich eigentlich so dumm sein können? Ab jetzt würde ich mich an eine neue Regel halten:

Fehler gehören dazu.

Denn Abnehmen ist wie Klavierspielen, und ich würde es nie lernen, ohne Fehler zu machen. Abnehmen nach dem Muster »Ab heute isst du nur noch …« war ungefähr so realistisch, wie einem Kind eine Gebrauchsanweisung für ein Klavier und Noten in die Hand zu drücken und es aufzufordern, morgen ein Konzert zu spielen. Das musste ich mir einprägen.

Es ist aufgrund der Funktionsweisen und komplexen Zusammenhänge unseres Gehirns ganz normal, dass wir Fehler machen, bei allem, das wir neu in unseren Basalganglien abspeichern wollen.

Es kommt nun einmal vor, dass wir Zwetschenkuchen für die Kinder backen und den Großteil davon selbst essen. Es ist normal, dass wir beim Essen mit dem Partner eine Flasche Wein leeren, weil er so gut dazu passt. Dass wir beim Frühstück im Bett Schoko-Croissants möchten oder im Kino einen Futtertrog voll Popcorn. Dass wir Geburtstag feiern und Sachertorte essen. Dass wir zur Sachertorte Champagner trinken und dann noch ein Stück Torte essen und dann vielleicht noch ein ganz kleines, das uns eigentlich zu klein ist.

Programmierung der Basalganglien, Schritt 1: Wähle ein einfaches Ziel

Ich hatte meinen Milchkalb-Cappuccino getrunken und war in Gedanken versunken. Eine Sache hatte ich jetzt verstanden.

> *Wenn ich meine Basalganglien neu programmieren will, muss ich mich an zwei Prinzipien halten: an das der Vorsicht und an das der Geduld.*

Ich darf nicht mit der Brechstange arbeiten, dachte ich, sondern muss mich einschleichen, beobachten, auf Zeit setzen und im richtigen Moment nachlegen. Mein eigenes Gehirn auszutricksen würde sensibles Vorgehen erfordern. Deshalb durfte ich mich von meiner neuen Motivation nicht dazu verleiten lassen, mir zu schwierige Ziele zu setzen.

Ich dachte an eine Freundin, die mir erst vor zwei Wochen voller Motivation von ihrem neuen Abnehmplan erzählt hatte. »Ab morgen laufe ich jeden Tag um sechs Uhr morgens eine Runde durch den Schönbrunner Schlosspark«, sagte sie beim Shoppen zu mir.

»Bist du irre?«, rief ich. »Jeden Tag um sechs Uhr laufen? Das hält doch kein Mensch mit einem normalen Leben durch.«

Sie erzählte mir, wie schön der Schlosspark sei. Ich konnte sie nicht von ihrem strengen Plan abbringen und natürlich überstand sie dann nicht einmal die erste Woche. Sie war enttäuscht und traurig, als wir in meiner Wohnung zum Trost eine Flasche Rotwein leerten und ein Kilo Pistazien dazu aßen.

Klar wollen wir alle jedes Jahr im Frühling, wenn die Bikini-Saison bevorsteht, sehr schnell abnehmen. Bloß ist bei zu strengen Vorsätzen eben das Scheitern vorprogrammiert. Wenn jemand im Schönbrunner Schlosspark oder an einem anderen schönen Ort laufen will, sollte er es tun. Allerdings aus Freude daran, nicht aus selbst auferlegtem Zwang.

Sich das Leben zu vermiesen, zahlt sich nie aus.

Der Anfang eines Abnehmprogrammes war unter Berücksichtigung der Funktionsweise der Basalganglien genau der falsche Zeitpunkt für ein ganz neues Ernährungsprogramm oder sportliche Gewaltmaßnahmen. Eine realistische Chance auf anhaltenden Erfolg würde ich eher haben, wenn ich mir erst einmal eine einzige kleine Verhaltensänderung überlegte. Aber welche konnte das sein?

Am nächsten Morgen, dem Sonntagmorgen meines familienlosen Wochenendes, beschloss ich, mir für diese Überlegungen wieder den meditativen Dampf eines Ölbades zu gönnen. Wieder stieg ich mit einer Tasse Tee in die Wanne, während noch das Wasser hineinprasselte.

Ich liebte den Geruch dieses Ölbads. Ich hatte genau das gleiche schon früher als Kind immer von meiner Großmutter bekommen, meistens zu Weihnachten. Ich hatte den Duft deshalb in meinem limbischen System abgespeichert und verknüpfte ihn mit vielen schönen Erinnerungen. Mit Abenden, an denen ich bei meiner Großmutter übernachtete, mit Reitausflügen und mit Sommermonaten am See. Bis zu den Ohren tauchte ich in das heiße Wasser ein.

Ich versuchte, mich wie einen meiner Patienten zu sehen. Welche kleine Verhaltensveränderung würde ich mir selbst für den Anfang empfehlen? Vielleicht doch ein bisschen Sport?

Inzwischen stieg heißer Dampf auf und ein Ölfilm legte sich auf meine Haut. Über ein Ölbad hätte ich mich jeden Tag freuen können, als wäre es mein erstes. Nein, dachte ich. Sport mag gut für andere sein, er ist es aber nicht für mich. Als Teenager hatte ich ein T-Shirt mit der Aufschrift »Sport ist Mord« besessen und meine Einstellung dazu hatte sich seither kaum verändert. Von allen Schrauben, an denen ich drehen konnte, war mir eine Ernährungsschraube am liebsten. Aber welche sollte das sein?

In einem Vortrag über Psychotherapie hatte ich einmal zum Thema Problemlösung einen bildlichen Vergleich mit einer Maus gehört.

Stellen Sie sich eine Maus vor, die vor einer Mauer mit einem Stacheldraht steht. Die Maus versucht alles, um über diese Mauer zu gelangen. Sie springt hoch, versucht hochzuklettern und sich am Stacheldraht festzuhalten, aber sie schafft es nicht, denn sie ist darauf konzentriert, an genau dieser Stelle über die Mauer zu gelangen. Sie schaut weder nach rechts noch nach links. Würde die Maus ein paar Meter zurück kriechen, hätte sie einen größeren Blickwinkel. Sie könnte dann sehen, dass einige Meter weiter links ein Loch in der Mauer ist, durch das sie einfach hindurch schlüpfen könnte.

»Wir suchen oft krampfhaft nach der Lösung eines Problems«, hatte die vortragende Psychotherapeutin erklärt, »aber oft hilft es am besten, wenn wir ein paar Schritte zurücktreten, um die Lage als Ganzes zu erfassen.«

Mein Badewasser war etwas abgekühlt und ich ließ noch einmal heißes Wasser nachlaufen, bis die Wanne fast überging. Welche Empfehlung an mich selbst als Patientin war nun sinnvoll? Ich trat mental einen Schritt zurück.

Als Kind war ich immer klapperdürr gewesen. Meine Mitschüler hatten mich oft als »Storch« gehänselt, weil ich so lange, dünne Arme und Beine gehabt hatte. Dabei hatte ich immer ganz normal gegessen. »Geh nie ohne Frühstück außer Haus«, hatte meine Mutter immer zu mir gesagt. Zu Mittag aßen wir immer etwas Warmes und abends etwas Kaltes, ein belegtes Brot und vielleicht noch ein Joghurt oder einen Schokoladenpudding. Es gab keine Zwischenmahlzeiten, kein zweites großes Frühstück, keine Hotdogs, Kebabs oder Riesen-Schokoladen und keine Donuts während des Bummelns.

Die Sache mit dem Ölbad, dessen Duft in meinem limbischen System gespeichert war, inspirierte mich zu meiner nächsten Idee.

Es ist einfacher, ein bewährtes Verhalten von früher zu reaktivieren, als etwas ganz Neues zu lernen. Ein Verhalten von früher ist noch irgendwo im Zentrum unseres Langzeitgedächtnisses, dem Temporallappen, auch Schläfenlappen genannt, abgespeichert.

In der Badewanne liegend und Tee schlürfend aktivierte ich meinen präfrontalen Cortex, um die Informationen aus dem Temporallappen abzurufen. Dabei stellte ich mir einfache Fragen.

Wie genau habe ich früher gegessen?

Wie habe ich als Kind gegessen?

Wie habe ich als Teenager gegessen?

Wie habe ich gegessen, bevor ich so dick wurde?

Was hat sich bewährt und ist vielleicht noch als positive Erinnerung in meinem Gehirn abgespeichert?

Ich suchte etwas Simples, das meinem Körper gut tun würde und hatte eine neuerliche Erleuchtung. Drei Mahlzeiten täglich! Das war doch etwas. Keine Zwischenmahlzeiten, kein Abendessen vor dem eigentlichen Abendessen und kein Mitternachtssnack. Drei Mahlzeiten täglich, das musste doch zu schaffen sein. Frühstück, Mittagessen, Abendessen. So wie früher. Damals hatte ich auch nicht ständig ans Essen gedacht.

Im ersten Moment kam mir das fast ein bisschen einfach vor. Doch es sprach ja nichts dagegen, dass ich Fleißaufgaben machte und nicht nur die Zwischenmahlzeiten, sondern auch einmal das Abendessen wegließ.

Ich trank den letzten Schluck Tee, öffnete den Abfluss und das Badewasser floss blubbernd ab. Ich hatte jetzt einen Plan.

Nur noch drei Mahlzeiten am Tag.

Genau wie damals, als das noch ganz normal war. Keine Softdrinks oder Cappuccinos zwischendurch mehr, die ja so viele Kalorien wie kleine Mahlzeiten hatten.

Programmierung der Basalganglien, Schritt 2: Schreibe dein Ziel auf

Zunächst war es aus den genannten Gründen wichtig, dass ich das Ziel, das ich mir gesetzt hatte, aufschrieb. Noch im Bademantel setzte ich mich mit dem neuen Kalender an den Küchentisch und schrieb auf die Seite für diesen Tag:

> Ab heute esse ich höchstens drei Mahlzeiten täglich. Nicht mehr. Frühstück, Mittagessen, Abendessen. Normale Portionen. Keine Zwischenmahlzeiten mehr.

Würde ich das schaffen? Ich rief noch einmal meine Erfahrungswerte von früher aus meinem Temporallappen ab. Sie verschafften mir einen klaren Vorteil. Jemandem, der schon als Kind unregelmäßig und zu viel gegessen hatte, wäre diese Einschränkung schwerer gefallen. Ich betrachtete meine Handschrift auf dem Kalenderblatt. Ja, dachte ich, das ist zu schaffen.

Programmierung der Basalganglien, Schritt 3: Übe dein neues Verhalten, bis du es kannst

Auch die Neuropsychologie hat erkannt, dass Verhaltensänderungen nur in kleinen Schritten möglich sind. Denn neuropsychologisch betrachtet bedeutet eine Verhaltensänderung, neue Informationen in unseren Nervenzellen abzuspeichern und das dauerte eben eine Weile.

Mein Plan bestand dementsprechend nicht darin, ab sofort für den Rest meines Lebens nur noch drei Mahlzeiten am Tag zu essen. Das würde ich genauso wenig schaffen, wie ein Kind es schaffen würde, ein Klavierstück vom Blatt zu spielen oder zum ersten Mal auf ein Rad zu steigen und gleich um den Block zu fahren. Mir war klar, dass ich Fehler machen würde und dass mich zwischendurch Fressattacken übermannen würden. Das war normal. Das gehörte dazu. Das war Teil des Lernprozesses. Deshalb war es gut, wenn ich mich schon einmal an den Gedanken gewöhnte.

Ich war ein Kind, dem die Eltern zum ersten Mal die Stützräder vom Fahrrad geschraubt hatten. Wenn mir ein Fehler unterlief, wenn ich sozusagen einmal herunterfiel von meinem Ernährungsfahrrad, würde ich nicht jammern. Ich würde es einfach noch einmal probieren. Erst wenn ich genug geübt hätte, würde es klappen.

Vorerst nahm ich mir vor, immer nur den jeweiligen Tag zu überstehen und nicht an morgen oder noch weiter vorauszudenken. Immer nur einen Tag. Vom Aufstehen bis zum Schlafengehen. Drei Mahlzeiten. Nicht mehr. Nichts dazwischen.

Programmierung der Basalganglien, Schritt 4: Belohne dich für Fortschritte

Die Neuropsychologie hat auch festgestellt, dass Fortschritte belohnt gehören. Das unbewusste Einüben der falschen Ernährung hatte ja auch über die ebenso unbewusste Belohnung funktioniert. Zucker, Fett und Salz hatten mich entspannt. Deshalb musste ich mir gleich jetzt, noch vor meinem Neustart, eine Belohnung für Fortschritte überlegen. Eine Mini-Sachertorte oder ein Piccolo-Sekt, die mir als erstes einfielen, waren wohl keine besonders gute Idee. Ich dachte eher daran, mir eine gute Bodylotion, einen schicken Nagellack, oder eine Massage zu leisten. Etwas, das ich mir sonst nicht so einfach gönnte.

Vor einer Weile hatte ich in einem Buchladen einen Bildband über tropische Luxushotels gesehen. Das Buch kostete mehr als fünfzig Euro und ich hatte hin und her überlegt und schließlich darauf verzichtet. Wann immer ich aber in dem Buchgeschäft war, sah ich mir den Bildband mit den schönsten Orten in Thailand, auf Bali und auf den Philippinen an. Die Hoteleinrichtungen aus Bambus und Stein, die Pools und die Traumstrände. In diese Bilder konnte ich so richtig eintauchen. Dann dachte ich mich an den Strand, auf eine Liege aus Kokosholz mit ganz dicker und weicher Auflage oder in den Spa zu einer Massage mit Bananenblättern und warmem Kokosnussöl.

Dieses Buch sollte meine Belohnung werden und es würde mein Budget gar nicht zusätzlich belasten. Denn ich würde jeweils am Abend den Tag rekapitulieren und die nicht getätigten Ausgaben für Zwischenmahlzeiten wie fette und süße Coffees to go, Schoko-Croissants oder Hotdogs addieren. Allein so ein Kaffee kostete fast überall zwei bis drei Euro, bei *Starbucks* sogar noch mehr. Mit einem Donut dazu gab ich dann täglich schnell einmal sieben Euro so nebenbei aus, ohne mir dessen richtig bewusst zu sein. Wahrscheinlich ließ ich im Schnitt jeden Tag fünf bis zehn Euro in Cafés, Bäckereien und bei Imbiss-Ständen. Wenn ich mich ranhielt, musste sich der Bildband da eigentlich bald ausgehen.

Ich holte mir das grüne Sparschwein meiner ältesten Tochter, das sie sowieso nicht benutzte. Da hinein würde von nun an das Geld für alle Kaffees, Croissants und Hotdogs wandern, die ich mir nicht mehr kaufte.

Fehler helfen weiter

Mein Plan war fertig und ich fing an, ihn umzusetzen. Am ersten Tag erinnerte ich mich daran, wie mir die nur noch drei Mahlzeiten pro Tag anfangs als fast zu einfache Maßnahme vorgekommen waren. Was hatte ich mir eigentlich dabei gedacht? Schon das erste Frühstück stresste mich, obwohl ich das gleiche wie immer aß. Die bloße Vorstellung, dass ich bis Mittag nichts mehr bekäme, nicht einmal ein klitzekleines Schokokeks, verleidete es mir. Mir ging immer der gleiche Gedanke durch den Kopf.

Wie soll ich es nach dem Frühstück bis zum Mittagessen durchhalten?

Es kam mir vor, als würde ich gerade meine letzte Zehrung zu mir nehmen, ehe ich zu einer Wanderung durch eine Wüste aufbrach, von der ich nicht wusste, wo sie endete und ob sie überhaupt irgendwo endete.

Der erste Fehler unterlief mir bereits am zweiten Tag, als mir auf einem Grünmarkt ein Stand mit Waldvierter Mohnzelten in die Quere kam. Waldvierter Mohnzelten sind eine Spezialität aus Kartoffelteig, gefüllt mit Graumohn. Die Fülle besteht aus Mohn, Staubzucker, Honig, Vanillezucker, Zimt, Rum, zerlassener Butter und etwas Milch, der Teig aus Mehl, Kartoffeln und Zucker, zerlassener Butter und Eiern. Waldvierter Mohnzelten sind nicht an jeder Straßenecke zu haben und ich konnte an dem Stand einfach nicht vorbei gehen. Ein anderes Mal, als ich zu Mittag wenig gegessen hatte, konnte ich am Nachmittag einem Hotdog am Kiosk nicht widerstehen.

Doch jetzt half mir das Wissen, dass Fehler in Ordnung waren. Es gab keinen Diät-Papst mehr, der mahnend den Finger hob. Ich war meine eigene Päpstin und sagte mir, dass die Neuprogrammierung meiner Basalganglien ohne Fehler gar nicht denkbar war. Das nahm den Druck von mir.

Ich maß meinen Erfolg auch nicht daran, wie lange ich ohne Fehler durchhielt. Vielmehr war jede Münze, die ich für eine nicht konsumierte Zwischenmahlzeit in das grüne Sparschwein werfen konnte, ein Erfolg. Jeder Streit, jeder Müdigkeitsanfall in der Klinik, eben jeder dieser typischen schwachen Momente, den ich ohne Schokolade überstand, war ein Erfolg und ich lernte, mich darüber zu freuen. Den Mohnzelten erlag ich, aber in anderen Situationen war ich stärker.

Ich ging an einer duftenden Bäckerei, sabbernd aber doch, einfach vorbei. Ich war grandios!

Ich trank nach dem Essen einen kleinen Espresso statt zwischendurch zwei Milchkalb-Cappuccinos. Applaus!

Ich bereitete daheim mein Essen für die Nachtdienste vor und nahm es mit, statt zwischendurch Pizza Quattro Formaggi zu bestellen. Bravo!

Obwohl ich am Telefon mit meiner Mutter gestritten hatte, aß ich danach keine Schokolade zum Trost. Super!

Ich sah mir mit meinem Sohn einen Bond-Film an und während er Chips aß, löffelte ich ein griechisches Joghurt mit Pflaumen und Walnüssen. Ich war ein Genie!

Wenn ich einen Fehler machte, schrieb ich, um besser daraus lernen zu können, am Abend folgende Fragen in meinen Kalender:

Welche Faktoren haben mich dazu verleitet, das zu essen?

Worauf muss ich ab jetzt achten, um es beim nächsten Mal besser zu machen?

Meine bisherigen Gedanken bei einem Fehler waren andere gewesen und ich hatte mir damit die Möglichkeit genommen, mich weiter zu entwickeln. Ich hatte Fehler immer verdrängt und mich folglich nicht mit den Ursachen dafür auseinandergesetzt. So konnte ich mich ja gar nicht bessern.

Kommt nicht mehr vor.

Nächstes Mal passe ich besser auf.

Nach etwa zwei Wochen konnte ich mir das Buch kaufen.

Noch besser als das Buch waren aber die drei Kilo, die bereits weg waren. Sie waren nicht nur weg, sie würden auch nicht mehr wiederkommen, da war ich ziemlich sicher. Denn ich hatte meine Basalganglien nicht mit einer aufgezwungenen Diät misshandelt, sondern sie vorsichtig schon ein wenig umprogrammiert.

Ein Kilo war bereits nach wenigen Tagen weg gewesen, danach schwankte mein Gewichtsverlust zwischen zwei und vier Kilo, um sich bei drei Kilo einzupendeln. Drei Kilo in etwas mehr als drei Wochen hören sich nicht so toll an und im Vergleich zu den Versprechungen der Diät-Gurus sind sie nichts. Andererseits war ja auch meine Ernährungsumstellung nicht weltbewegend. Der einzige Unterschied bestand darin, dass ich nach Möglichkeit nur noch dreimal am Tag aß. Ansonsten aß ich genau die gleichen Dinge und genauso viel wie bisher. Ich aß weiterhin Brioche mit Marmelade oder Nutella und Milchkaffee zum Frühstück, Spaghetti Bolognese und Lasagne oder Wiener Schnitzel zu Mittag, Baguette mit Schinken, Käsebrote oder Haselnussjoghurt mit Bananen am Abend und ich akzeptierte Rohkost weiterhin nur, wenn sie mit Schokolade überzogen war. Nur nichts überstürzen. Das war Teil meines Plans.

Wie von selbst veränderte sich in dieser Zeit auch meine Einstellung zu mir selbst. Ich sah mich nicht mehr so kritisch, sondern mit mehr Humor. Ich verstand, dass ich vieles falsch machte, dass ich vieles erst lernen musste und dass ich in vielem eine ungeschickte Anfängerin war. Als ich das begriff, notierte ich einen Satz in meinem Kalender.

> Eine Anfängerin, die sich selbst zu ernst nimmt, hat es schwer, egal, womit sie anfängt. ♡

Mit diesem gewissen Maß an Selbstironie fühlte sich alles leichter an und machte mehr Spaß.

Jedem seinen Weg

Konnte ich mich einmal trotz aller guten Vorsätze und aller Motivation schon vor dem Abendessen nicht mehr beherrschen, gehörte das Nutella-Baguette, das ich dann verschlang, eben auch dazu. Ich war weder Kate Moss noch Gisele Bündchen und ich würde mich nicht von einem Tag zum anderen in eine gertenschlanke Elfe verwandeln. Darauf hatte ich auch gar keine Lust.

> *Ich wollte nicht den Weg einer Anderen gehen, sondern meinen eigenen, und das bedeutete, dass ich ihn mit Humor und in aller Ruhe ging.*

Ich redete immer öfter mit Freundinnen über meine Art, abzunehmen, was nicht bedeutete, dass ich jeder empfahl, auch nur noch drei Mahlzeiten am Tag zu essen. Meine Empfehlung lautete anders.

Du musst deinen eigenen Weg finden.

Jeder Mensch hat ein anderes Hauptproblem. Einer trinkt vielleicht zwei Liter Cola am Tag, ein anderer nimmt jeden Abend eine Kalorienmenge zu sich, die für den ganzen Tag gereicht hätte. Jeder muss deshalb für sich selbst herausfinden, welche kleine Verhaltensänderung zu ihm und möglichst zu seiner eigenen Ernährungsgeschichte passt. Denn so eine Maßnahme will wohl durchdacht sein, wenn sie nicht nur an den guten Tagen funktionieren soll, sondern auch dann, wenn der Job stresst, die Kinder Schularbeiten haben oder in der Beziehung üble Stimmung herrscht.

Ich erlebte bei einigen meiner Freundinnen mit, wie sie ihre eigenen ersten Schritte zur Umprogrammierung ihrer Basalganglien setzten. Einige entschieden sich dabei für Sport, eine, wenn es passt, gute Entscheidung. Denn Sport verbraucht nicht nur überschüssige Kalorien, er senkt, wie einst die Mammutjagd bei den Steinzeitmenschen, auch den Cortisolspiegel und reduziert damit unser Bedürfnis nach Essen gegen den Stress.

Karla, eine Krankenschwester in unserer Abteilung, gewöhnte sich an, zweimal die Woche eine Runde durch den Rosengarten im Wiener Volksgarten zu laufen. Sie war am Land in einem hübschen Haus mit Garten aufgewachsen und in ihrer Jugend hatte Sport eine große Rolle gespielt. Sie war immer gerne gelaufen, doch mit ihrer Übersiedlung in die Stadt und den Routinen ihres Erwachsenenlebens hatte sich das verloren. Sie hatte keine Zeit, um mit dem Auto eine halbe Stunde lang zum Laufen ins Grüne zu fahren, doch sie mochte Rosen. Der Rosengarten im Volksgarten erinnerte sie an die Rosensträucher im Garten ihres Elternhauses. Sie läuft dort jetzt am liebsten in der Früh, wenn alles noch ganz friedlich ist. Im Sommer sieht sie die farbenprächtigsten Rosen blühen, jede mit einem Namensschildchen versehen und einige mit traurigen, andere mit romantischen und wieder andere mit etwas kitschigen Liebeswidmungen. »Robby mein Liebling, ich liebe dich ... für immer und ewig. Danke für das schönste Jahr meines Lebens.« Solche Dinge stehen dort. »Der Ort hat Poesie, selbst im November, wenn es nebelig ist und alle Rosen eingepackt sind«, sagte Karla einmal zu mir. »Wenn ich morgens dort laufe, fängt der Tag für mich schon ganz anders an.«

Dabei hatte Karla keineswegs jeden Tag die gleiche Lust aufs Laufen. Poesie mag schön sein, doch an einem dunklen, kalten Morgen in den Jogginganzug zu schlüpfen, ist eine andere Sache. Manchmal würde auch sie sich lieber nochmal im Bett umdrehen. Deshalb bereitet sie sich jeweils schon am Vorabend Kleidung, Schuhe und Socken vor. Wenn sie dann morgens aufwacht, liegt alles neben dem Bett bereit. »Irgendwie geht dann alles automatisch«, sagte sie zu mir. »Ich stehe auf, ziehe mich an und laufe los.«

Sie hatte das nach und nach eingeübt, indem sie alles vorbereitete und alle möglichen Hindernisse vorsorglich aus dem Weg räumte. »Ich habe dann in der Früh das Gefühl, dass alles ganz von selber geht und ich mich gar nicht richtig drücken kann«, sagte sie. »Manchmal denke ich trotzdem noch darüber nach, ob ich nun Laufen gehen soll oder nicht, aber noch während ich das tue, bin ich schon halb unterwegs.« Karla läuft inzwischen öfter als zweimal die Woche. In manchen Wochen läuft sie jeden Tag.

Auch Paul, ein Unfallchirurg, mit dem ich befreundet war, übte in dieser Zeit eine neue Gewohnheit ein. Es ging ihm nicht darum, seinen Körper zu verändern, doch auch er zeigte mir, wie zuverlässig sich die Basalganglien neu programmieren lassen, selbst wenn wir es gar nicht darauf anlegen.

Pauls großes Thema waren die Nachtdienste von Samstag auf Sonntag. Kam er während der Woche von einem Nachtdienst nach Hause, waren seine Kinder in der Schule und seine Frau in der Arbeit. Er konnte in Ruhe ein bisschen schlafen und sich auf der Couch erholen. Kam er aber an einem Sonntagmorgen erschöpft zu Hause an, war immer die Hölle los. Seine Frau und seine Kinder waren voller Energie und wollten Familienprogramm machen. Für ihn war das auch eine der wenigen Gelegenheiten, Zeit mit seinen Liebsten zu verbringen, deshalb wollte er sie nicht ungenutzt verstreichen lassen. Am Heimweg kaufte er ein gutes Frühstück, frischen Orangensaft, Räucherlachs und andere Köstlichkeiten, als netten Beginn für den Tag. Doch das Frühstück ging immer schief. Sein Ruhebedürfnis und die aufgekratzte Stimmung der restlichen Familie passten einfach nicht zusammen und, wie das eben so ist, übertrug er seine üble Laune und den Stress von den nächtlichen Notoperationen auf die anderen. Er bemühte sich und kämpfte dagegen an, aber er konnte es nicht ändern.

Während er einmal gerade einen Oberschenkelhalsbruch operierte, erzählte ihm eine Kollegin, dass sie nach jedem Nachtdienst ins Fitnessstudio ging. Sie sagte, sie habe ihre Sporttasche einfach dabei. Wenn sie zu erledigt zum trainieren war, schwamm sie nur ein paar Längen. Meistens aber war sie doch am Laufband und machte Übungen an den Geräten.

Was für eine Verrückte, die nach einem Fünfundzwanzig-Stunden-Dienst noch ins Fitnessstudio geht, wo jeder normale Mensch nur mehr aufs Sofa kriechen will, dachte Paul. Eine Masochistin. Doch irgendwie ließ ihn der Gedanke nicht mehr los, schon weil er fand, dass die Kollegin immer so beneidenswert entspannt aussah.

Nur um es einmal probiert zu haben und nicht mehr darüber nachdenken zu müssen, nahm er eines Tages seine Sporttasche mit zum Samstagsdienst. (*Schritt 1: Wähle ein einfaches Ziel*) Seine Frau fand auch, dass es den Versuch wert wäre. Er hinterließ ihr einen Zettel, auf dem er sie über seinen Plan informierte (*Schritt 2: Schreibe dein Ziel auf*). Sie schickte ihm eine SMS, in der sie ihn zum Training ermunterte. »Wir können ja zu Mittag brunchen«, sagte sie zu ihm. »Wenn wir dich dafür in besserer Laune kriegen, warten wir gerne!«

Dieser Samstags-Dienst war ausgesprochen ruhig. Es lag Neuschnee, weshalb viele Menschen lieber daheim geblieben waren und wenig passierte. Die durch Schnee bedingten Unfälle kamen immer erst ein paar Tage später, wenn älteren Menschen die Essensvorräte ausgingen und sie beim Einkaufen ausrutschten.

Obwohl Paul absolut keine Lust dazu hatte, fuhr er am Sonntagmorgen nach dem Dienst ins Fitnessstudio. Dabei spielte auch sein Stolz eine Rolle, denn nun, da er seiner Frau schon den Zettel hinterlassen und seine Sportsachen mitgenommen hatte, wollte er keinen Rückzieher machen. »Es war ganz eigenartig«, erzählte er mir. »Sobald ich einmal in der Trainingsumgebung war, spürte ich kaum noch Müdigkeit. Ich machte ein ganz normales Work-out, ohne etwas abzukürzen.«

Auch Paul trainierte anfangs nicht immer. Wenn er die ganze Nacht über im OP war, schaffte er es manchmal nicht. Aber er blieb dran und gewöhnte sich an, dann eben nur ein paar Dehnungsübungen zu machen und sich ein wenig in den Whirlpool zu legen. (*Schritt 3: Übe dein neues Verhalten, bis du es kannst*)

Wenn Paul jetzt an einem Sonntagmorgen nach Hause kommt, fühlt er sich gut. Meistens hat er sich dann am Laufband ausgepowert und mit Gewichten trainiert und dabei seinen Körper so richtig gespürt. Der Nachtdienst, das Krankenhaus, alles hat er dabei hinter sich gelassen, und wer sich gut fühlt, strahlt das auch aus. Jetzt überträgt er seine gute Laune auf die anderen und sie geben sie ihm zurück. (*Schritt 4: Belohne dich für deine Erfolge*)

Trainieren nach dem Dienst ist für Paul inzwischen zu einer fixen Gewohnheit geworden. »Wenn ich jetzt nach einem Nachtdienst die Klinik verlasse, denke ich gar nicht mehr darüber nach, wohin ich fahre. Ich fahre ganz automatisch ins Fitnessstudio. So automatisch, wie ich mir nach dem Aufstehen die Zähne putze und einen Kaffee trinke.«

2.

Den Hypothalamus austricksen

Die totale Überwachung

Und sie lebte glücklich und schlank bis ans Ende ihrer Tage … War das eben schon das Happy End nach einer geglückten Ernährungsumstellung? Heißt es hier nun in bester Ernährungs-Guru-Art »Jetzt ihr, und wenn ihr es nicht schafft, seid ihr selber schuld«?

Ich will ehrlich sein. Ganz so einfach war es nicht. Deshalb müssen wir noch einmal ein Stück zurück.

Die Methode mit den drei Mahlzeiten am Tag wollte auch nach längerem Üben nie so flüssig klappen wie das Klavierspiel meiner Tochter, als sie in der Musikschule Bachs »Präludium und Fuge Nr. 1 in C-Dur« vorgetragen hatte. Die Wahrheit ist: Ich litt weiterhin an manchen Tagen an einem derartigen Heißhunger, dass es mir einfach unmöglich gewesen wäre, ohne einen Bissen zwischendurch bis zum Abendessen durchzuhalten. Ich war nicht nur einmal so unterzuckert, dass ich vor dem Computer einfach im Sitzen einschlief, und es wurde nicht besser. Weder nach ein paar Tagen, noch nach mehreren Wochen. Deshalb musste ich einen Schritt zurückgehen und meine Kenntnisse über das Gehirn erneut befragen.

Handlungen lassen sich im Hinblick auf unser Gehirn in mehrere Phasen unterteilen.

1. *Die Handlungsplanung*
2. *Die Handlungsdurchführung*

3. *Die Handlungsüberwachung*
4. *Die Handlungsevaluation und -anpassung.*

Die Anpassung von Handlungen wird dann notwendig, wenn wir registrieren, dass etwas nicht so wie geplant läuft und uns das Ergebnis unserer Handlung nicht gefällt. Das war bei mir der Fall. Ich war nicht zufrieden. Meine Basalganglien schienen ziemlich immun gegen meine Programmierungsversuche zu sein und ich konnte mir das zunächst nicht erklären.

Einmal stand ich in der Küche, bereitete mir gerade einen Espresso zu und litt an furchtbarem Hunger. Ich hätte das einfach als Umstellungsproblem einstufen und mich durchquälen können, aber ich wollte mich nicht selbst belügen. Diesmal nicht. Etwas lief da doch eindeutig schief. Wenn ich ehrlich zu mir war, hatte ich eigentlich ständig Hunger oder zumindest Appetit. Gleich nach dem Frühstück, auf dem Weg ins Krankenhaus, während den Besprechungen, eben die ganze Zeit über. Meine Gedanken kreisten ständig um die jeweils nächste Mahlzeit und selbst während der Mahlzeit dachte ich weiterhin: Oh Gott, und danach? Was ist dann bis zum Abend? Und nach dem Abendessen? Wie soll ich das überstehen?

Mit einem Wort: Ich dachte jetzt erst recht ständig ans Essen und es kostete jede Menge Energie, mich selbst vom Essen abzuhalten. Das nervte schon deshalb, weil ich meine Energie wirklich für genug andere Dinge gebrauchen hätte können. Ich hatte einen aufregenden Job, der mich den ganzen Tag forderte. Ich hatte Kinder, die Schule schwänzten oder Spielsachen aus dem Fenster warfen, Nachbarn, die sich über das aus dem Fenster Geworfene oder über zu viel Lärm bei uns beschwerten, einen Mann, der zumindest alle drei Monate einmal in Ruhe mit mir essen gehen wollte, all diese Dinge.

Ich hätte einfach auf Durchhalte-Modus schalten können, aber das wäre nicht mehr mein Weg gewesen. Ich hatte ja nicht gerade die mentale Stärke und Entschlossenheit von Superman. Im Leiden war ich nie gut gewesen. Ich respektierte Menschen mit eisernem Willen und wilder Entschlossenheit, aber für mich war das nichts. Wenn es ums Leiden ging, war ich schon immer die Erste gewesen, die das Handtuch warf. Also musste ich meine Handlungen anpassen. Aber wie?

Als ich das nächste Mal in der Badewanne lag und die *Vogue* ausgelesen hatte, dachte ich über den Metabolismus, den Stoffwechsel des Gehirns nach. Viele Studien über die Gewichtsabnahme bei Menschen haben gezeigt, dass wir dabei nicht nur Fett und Muskelmasse verlieren, auch unsere Organe können um bis zu vierzig Prozent leichter werden. Alle, bis auf eines. Das Gehirn behält immer das gleiche Gewicht. Selbst in Hungersnöten, wenn Menschen nur noch Haut und Knochen sind, bleibt das Gewicht des Gehirns unverändert.

Der Hirnforscher Achim Peters hat das Gehirn deshalb sogar als egoistisch bezeichnet. Zu Recht, denn es sichert sich dank seiner Möglichkeiten als Schaltzentrale zuerst seine eigene Versorgung, während sich der Rest des Körpers mit dem begnügen muss, was es übrig lässt. Das Gehirn holt sich die Glukose, die es braucht, also jenen Einfachzucker, in den unser Körper im Prinzip alle Nahrungsmittel aufspaltet und kümmert sich erst danach um den restlichen Körper.

Der Grund dafür liegt darin, dass das Gehirn eben eine Schaltzentrale ist. In Stresssituationen mussten bereits die

Steinzeitmenschen die richtige Entscheidung in kürzester Zeit treffen. Ihre Wahrnehmungen mussten genau bleiben und ihre Reaktionen intelligent und schnell. Leistungseinbußen des Gehirns wären für sie oft lebensbedrohlich gewesen. Denn funktioniert das Gehirn nicht mehr, läuft auch sonst nichts. Das Gehirn handelt also eigentlich nicht egoistisch, sondern vorausblickend und weise.

Weil das Gehirn von konstanter Energiezufuhr abhängig ist, misst es unaufhörlich den Blutzuckerspiegel. Dafür benutzt es den Hypothalamus, der als wichtige Überwachungsstation innerhalb des Gehirns auch Werte wie die Körpertemperatur, den Wasserhaushalt, Kreislauffunktionen, Herzschlag oder Atmung misst.

Misst der Hypothalamus einen sinkenden Blutzuckerspiegel, löst er Alarm aus und nützt alle ihm zur Verfügung stehenden Mittel, um die Energiezufuhr des Gehirns sicherzustellen. Zu diesen Mitteln gehörte das Phänomen, das mich am meisten quälte, die Heißhungerattacke.

Für mich bedeutete das, dass ich mich näher mit dem Hypothalamus befassen musste.

Einige Tage nachdem mir das klar geworden war sah ich mir mit meinen Söhnen im Kino den damals gerade neu erschienenen Bond-Streifen »Spectre« an.

In einem Meteoritenkrater mitten in der Wüste von Marokko liegt die Zentrale der düsteren Organisation »Spectre«. Diese Zentrale ist die Führungseinheit eines weltweiten Überwachungssystems und dort begegnet James Bond gemeinsam mit der Ärztin Dr. Swann seinem mächtigen Gegner Franz Oberhauser. Eine schwere Doppelflügeltür öffnet sich. Dahinter liegt ein weitläufiger, leicht abgedunkelter Raum mit sternförmig auseinanderlaufenden Gängen. An beiden Seiten der Gänge sind unzählige Monitore aufgereiht, die Geschehnisse aus der ganzen Welt zeigen. Spectre überwacht in diesen Räumlichkeiten alles, erfasst es, dokumentiert und kontrolliert es.

Ich saß in meinen Kinosessel zurückgelehnt da und sah zu, wie auf der Leinwand zwei Bedienstete die Türe öffneten und den Blick auf dieses gigantische System von Monitoren freigaben, das in dem Film nicht weniger als das gesamte Weltgeschehen überwachte. Genau wie der Hypothalamus, dachte ich, und war der Antwort auf mein Problem unversehens einen Schritt näher gekommen.

Im Film lief es so ab: Das geheimnisvolle System, »Spectre«, registrierte und dokumentierte jedes Ereignis. Passte ein Ereignis nicht in seinen Plan, schlug es Alarm und schickte sofort Killer aus. So ähnlich läuft es im Hypothalamus. Registriert er bei seiner unaufhörlichen und umfassenden Überwachung zum Beispiel eine Senkung des Blutzuckerspiegels, handelt er sofort. Das Auslösen von Heißhunger ist dabei ein naheliegendes Mittel. Mit der neuen Zufuhr von Nahrung bekommt das Gehirn neue Glukose. Er ist auch sehr effizient, denn der Hypothalamus aktiviert dabei alle unsere Sinnesorgane. Wir sehen und riechen das Essen intensiver. Es ist nahezu unmöglich, sich gegen diesen Überlebenstrieb des eigenen Gehirns zu wehren.

Für mich bedeutete das: Ich musste den Hypothalamus davon abhalten, Heißhungerattacken auszulösen. Ich musste dafür sorgen, dass er gar nicht erst Alarm schlug und das System sich sicher fühlte. Zu Hause nahm ich nachdenklich meinen Kalender zur Hand und schrieb:

Wie stehle ich mich an meinem Hypothalamus vorbei?

Die Antwort auf diese Frage wurde mir rasch klar. Da der Hypothalamus auf einen Abfall des Blutzuckerspiegels reagierte, musste ich dafür sorgen, dass dieser immer konstant blieb. Dann würde der Hypothalamus ruhig vor sich hin messen und ich konnte inzwischen tun, was ich wollte, ohne dass er mich ständig mit diesen Attacken nervte. Der Hypothalamus wäre ausgetrickst.

Eine Liste, die alles verändert

Vor mir lag damit eine neue Aufgabe. Ich musste herausfinden, welche Nahrungsmittel mein Körper so abbaute, dass sie mein Gehirn über einen längeren Zeitraum hinweg konstant mit Glukose beliefern würden. Gleichzeitig musste ich herausfinden, welche dieser Nahrungsmittel mir schmeckten. Denn, dass Vollkornbrot in diesem Punkt besser war als meine geliebten Baguettes, war mir auch ohne lange Recherchen klar. Ich hatte allerdings nicht viel übrig für Vollkornbrot.

Ich recherchierte in der *medline*, einem wissenschaftlichen Portal für Mediziner. Ich suchte nach einer Möglichkeit,

Nahrungsmittel hinsichtlich ihrer Wirkung auf meinen Blutzuckerspiegel richtig einordnen zu können. Dabei stieß ich auf die Glykämische Last (kurz: GL), die, kurz gesagt, angibt, wie ein Kohlehydrate enthaltendes Lebensmittel auf unseren Blutzuckerspiegel wirkt. Ich fand Tabellen, in denen die glykämische Last aller Nahrungsmittel nachzulesen war. Na warte nur, Hypothalamus, dachte ich vergnügt, denn ich war dabei, mein Heißhungerproblem zu knacken.

Nahrungsmittel mit hoher glykämischer Last lassen den Blutzuckerspiegel rasch steigen und rasch wieder sinken, weshalb sie den Hypothalamus leicht alarmieren. Nahrungsmittel mit niedriger glykämischer Last verändern den Blutzuckerspiegel nicht so stark. Baguette und Nutella haben eine hohe glykämische Last, Schoko-Croissants sind eine Katastrophe. Doch auf den ersten Blick entdeckte ich auch, dass Fisch und Fleisch, Eier und zum Beispiel Linsen, die ich sehr gerne aß, eine niedrige Glykämische Last hatten.

Lebensmittel	**GL***	**Lebensmittel**	**GL**
Ananas frisch	5,9	Bleichsellerie	0,3
Apfel frisch	4	Blumenkohl	0,8
Apfel getrocknet	25,9	Bohnen grün	1,5
Apfelmus	8,8	Bohnen rot	5,6
Apfelsine/Orange	4	Brioche	40,6
Aprikosen frisch	2,6	Brokkoli	0,9
Aprikosen getrocknet	19,2	Brot ungesäuert aus Weißmehl	34,3
Aubergine	0,5	Bulgur gekocht	38
Bagels	35,7	Buttermilch	1,4
Baguette	38,8	Cerealien	56
Bambussprossen	0,2	Champignons	0,1
Banane	11,8	Chinakohl	0,1
Birne frisch	4,8	Chips	28,4
Biskuit	57,4	Cornflakes	72,3

* 0-10: niedrig, 10-19: mittel, >20: hoch

Lebensmittel	GL	Lebensmittel	GL
Couscous	45,5	Milchbrot	32,4
Croissant	31,5	Müsli mit Zucker	43,6
Datteln getrocknet	66,1	Müsli ohne Zucker	25
Dinkelbrot	19	Naturreis	39
Donuts	30	Nudeln:	
Eier	<1	(Spaghetti Eiweissreich)	15
Eiscreme gezuckert	16,8	(Spaghetti Eiweissarm)	30
Endivien	0,1	(Spaghetti Bolognese)	7
Energieriegel ungezuckert	21	Nutella®	28,6
Erbsen frisch	4,6	Oliven	0,2
Erdbeeren frisch	1,3	Orange frisch	3,5
Erdnüsse	1,3	Ovomaltine	42,6
Feige frisch	4,5	Pesto	2,4
Feige getrocknet	27,6	Pfirsich frisch	3.3
Feldsalat	0,1	Pflaume getrocknet	26.8
Fisch	<1	Pistazien	2.7
Fleisch	<1	Pizza	15
Gnocchi	23,5	Pommes frites	33.3
Grieß	44,1	Popcorn ohne Zucker	59.5
Gurke	0,3	Quark	1,2
Haferflocken	23,5	Quinoa	20,5
Heidelbeeren	1,5	Radieschen	0,3
Himbeeren	2	Reis weiß	55,3
Hirse	48,3	Roggenvollkornbrot 100%	20,3
Honigmelone	6,5	Salat grün	0,6
Joghurt Vollmilch	1,8	Sandgebäck	33
Kakaopulver ohne Zucker	2,2	Schnellkochreis	67,2
Karotten roh	2,7	Schokolade schwarz	6,9
Kartoffelgratin, Bratkartoffel	10,3	Schokoladeriegel	35,5
Kartoffel mit Schale	11,1	Senf Scharf	2,1
Kartoffelstärke	78,9	Senf Süß	11,6
Käse	<1	Tofu	0,3
Kekse	27,5	Tomate	0,8
Kirschen	2,5	Tomate getrocknet	4,2
Klebreis	67,5	Vollkornbrot mit Hefeteig	18
Kohl	0,5	Wassermelone	4,5
Konfitüre	42,3	Weintrauben	7,2
Kürbis	0,7	Weißbrot	38,8
Linsen grün	10	Weißes Toastbrot	42,5
Maisbrei Polenta	19,8	Wildreis	24,9
Maizena	59,5	Zucchini	0,3
Mars®	45,5	Zwieback	53,2
Milch	1,5	Zwiebeln	0,8

Die Sache läuft so: Wenn wir etwas mit hoher glykämischer Last essen, wie zum Beispiel Weißbrot, steigt der Blutzucker rasch. Er steigt umso höher an, je höher die glykämische Last des Nahrungsmittels ist. Wegen des vielen Zuckers, der so ins Blut gelangt, bildet der Körper viel Insulin, das er braucht, um den Zucker wieder aus dem Blut zu entfernen. Durch das viele Insulin sinkt der Blutzuckerspiegel nun aber wieder zu weit hinab und der Hypothalamus schlägt Alarm.

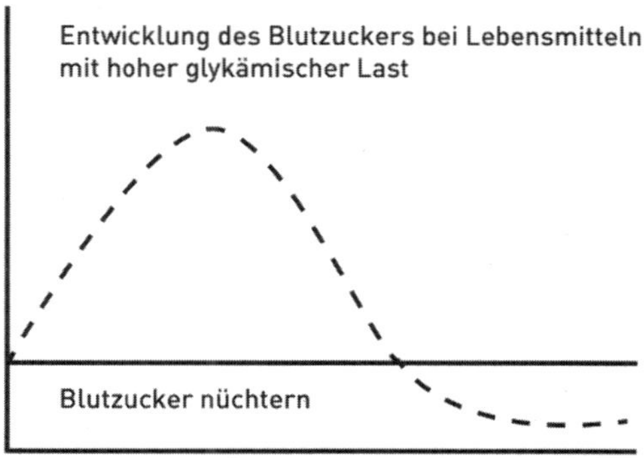

Essen wir Lebensmittel mit niedriger glykämischer Last, steigt der Blutzucker viel weniger an, die Kurve bleibt flacher. Denn wir nehmen die Kohlehydrate solcher Lebensmittel langsamer auf. Kein Anstieg des Blutzuckerspiegels, kein Insulin, kein Absturz des Blutzuckerspiegels, kein Alarm. Die Monitore im Hypothalamus laufen ruhig vor sich hin.

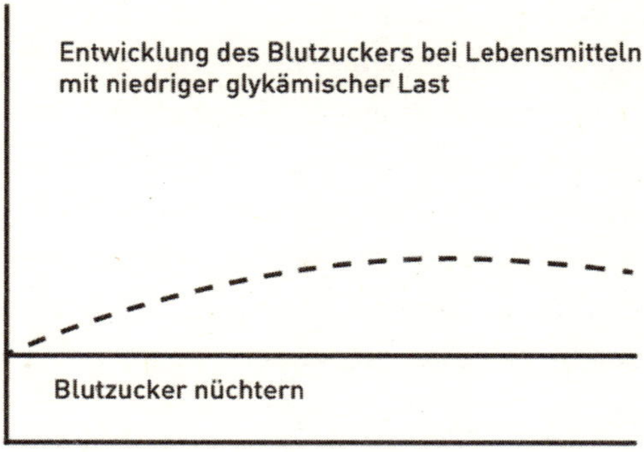

Während ich Daten über die Glykämische Last recherchierte, brach der November ein. Im November verreisen Gregor und ich jedes Jahr für zweieinhalb bis drei Wochen zu zweit, ohne die Kinder, nach Thailand, Vietnam, Kuba oder Südamerika. Egal wohin, Hauptsache, dort ist es warm. So verkürzen wir den November, in dem die goldenen Herbsttage vorbei sind und die Weihnachtsmärkte mit den Punsch- und Glühweinständen noch auf sich warten lassen.

In diesem Jahr entschieden wir uns für die Philippinen. Wir saßen gerade auf einer Couch aus Bambusholz und weichen Kissen in der Morgensonne und freuten uns aufs Schnorcheln, als uns der zuvorkommende Kellner in gebrochenem Englisch eine schlechte Nachricht überbrachte. »*Only Nescafé*«, sagte er.

»Gibt es etwas Schlimmeres als *Nescafé*?«, fragte ich Gregor.

Die Antwort servierte mir der Kellner gleich darauf. Sie lautete »*Nescafé 3 in 1*« und war eine Fertigmischung aus löslichem Kaffee, Milchpulver und einem gefühlten Kilo Zucker, also das Grauen schlechthin. Aus purer Koffeinsucht würgte ich das lausige Gesöff hinunter und aß vor lauter Frust darüber gleich zwei Riesen-Pfannkuchen, auf die ich je einen kräftigen Schuss Ahornsirup goss. So ein schönes Hotel mit so einer tollen Terrasse, dachte ich, und dann *Nescafé 3 in 1*. Als ich vom Tisch aufstand, fühlte ich mich eigentlich zu vollgefressen zum Schnorcheln.

Wir gingen trotzdem zum Pier von El Nido, wo die Ausflugsboote ablegten. Die Tour führte uns zu versteckten Lagunen. Eigentlich war es das reinste Paradies, doch nach der ersten Lagune konnte ich an nichts anderes mehr denken, als an die Kekse und die Cola-Dosen, die es an Bord gab, und daran, wie viele Kekse ich mir wohl holen konnte, ohne dass es mir peinlich sein musste. Ich aß den ganzen Tag so dahin, und obwohl man uns an einem netten Strand ein tolles Mittagessen mit gegrilltem Fisch und exotischen Früchten servierte, aß ich immer wieder Kekse, auch noch, als ich schon ganz genervt von mir selbst war. Schließlich hatte ich einen Bauch, als wäre ich im vierten Monat schwanger. »Liebling, warum willst du im Urlaub hungern? Fasten kannst du auch daheim«, sagte Gregor, als ich darüber klagte. Mir ging es aber gar nicht ums Hungern. Ich hatte einfach keine Lust, mich den ganzen Tag mit Essen zu beschäftigen und den ganzen Tag hungrig zu sein, das war schrecklich.

Am Abend lag ich faul in der Hängematte vor unserem Bungalow und ließ mir den vergangenen Tag durch den Kopf gehen. Der stark gezuckerte Kaffee und die süßen Pfannkuchen hatten meinen Blutzuckerspiegel offenbar stark steigen lassen. Mein Körper hatte viel zu viel Insulin produziert, das meinen Blutzuckerspiegel wieder steil abstürzen hatte lassen. Der Hypothalamus hatte den Absturz meines Blutzuckerspiegels registriert und Alarm geschlagen. Daraufhin hatte ich Heißhunger bekommen und mich auf die Kekse und das Cola am Boot gestürzt. Die hatten meinen Blutzuckerspiegel wieder stark steigen lassen, ein Spiel, das sich den ganzen Tag fortgesetzt hatte. Kekse und Cola, Blutzuckeranstieg, Insulin, Blutzuckerabfall, Heißhunger, Kekse und Cola. Am Abend dieses Tages der unzähligen Kalorien lag ich mit einer ordentlichen Wampe in der Hängematte.

Die Welt geht davon nicht unter, dachte ich. Ich würde es einfach am nächsten Tag anders machen. Dass das Frühstück im Hotelpreis inkludiert war, hieß ja nicht, dass ich es essen musste. Ich wollte mir im Ort guten Kaffee suchen, anstatt das gezuckerte Zeug zu trinken, das sie auf unserer Frühstücksterrasse servierten.

Während am nächsten Morgen Gregor in El Nido noch Obst für unsere bevorstehende Schnorchel-Tour besorgte, machte ich mich auf die Suche nach einem *Coffee to go*. Ich hatte Glück, denn ich fand ein italienisches Restaurant, das schon offen war. Dort gab es eine riesige Kaffeemaschine, die einen herrlichen Duft verströmte. Ich setzte mich hinein. Es war ein rustikales Restaurant mit massiven Holztischen und -stühlen. Der Besitzer, Antonio, stammte aus Norditalien und führte das Lokal seit vielen Jahren, wie er mir später erzählte.

Während ich erwartungsvoll dasaß, auf meinen italienischen Cappuccino wartete und den Geräuschen der Kaffeemaschine lauschte, sah ich am Nebentisch ein etwa fünfjähriges

Mädchen sitzen. Die Kleine, die sich als Antonios Tochter herausstellte, löffelte mit Genuss aus einem *Hello Kitty* Suppenteller ein Omelett, das besonders schmackhaft aussah, nicht nur wegen des lustigen pinken Tellers. Ich ging zur Bar und fragte Antonio, ob ich das Gleiche haben könne. Ich könne einfach nicht wiederstehen. Antonio war sichtlich geschmeichelt und servierte mir ein paar Minuten später ein Mega-Omelett mit Zwiebeln, Tomaten, Basilikum und Zitronengras.

Da saß ich nun, in Asien, tausende Kilometer von zu Hause entfernt, und beobachtete das Leben am Hafen. Wie schön das war. Irgendetwas musste ich in meinem Leben trotz einiger Niederlagen doch richtig gemacht haben, dachte ich, mein Frühstück Bissen für Bissen genießend.

Als Gregor mich abholte, fühlte ich mich einfach nur gut. Ich war satt aber nicht vollgestopft und geladen mit Energie. Während der gesamten Schnorchel-Tour war ich vollkommen fit. Ich war immer als Erste im Wasser, schwamm jedes Schnorchelrevier dreimal ab und konnte es gar nicht erwarten, beim nächsten Halt wieder ins Wasser zu springen. Und das, obwohl ich wie gesagt nicht gerade eine Sportskanone war und weder köpfeln noch kraulen konnte.

Ich hatte den Vorteil, dass zu unserer Ausflugsgruppe ein paar japanische Touristen gehörten, die gar nicht schwimmen konnten und in ihren Schwimmwesten wie Bojen im Wasser trieben. Unser Guide hängte sie aneinander und zog sie wie eine Perlenkette durchs Wasser, damit sie auch als Nichtschwimmer eine Runde schnorcheln konnten. Bei dieser Anti-Sport-Truppe war sogar eine sportliche Niete wie ich ein Superstar.

Den ganzen Tag lang hatte ich jede Menge Spaß daran, herumzuschwimmen, zu schnorcheln und die Unterwasserwelt zu entdecken. Ich bemerkte gar nicht, wie viel ich mich den ganzen Tag bewegte. Während alle anderen am Boot zwischen den Stopps Kekse aßen und Cola und gezuckerten Kaffee tranken, brauchte ich gar nichts. Ich hatte gar keinen Appetit. Das Mittagessen reichte mir.

Am Abend lag ich im Pool und betrachtete den Sternenhimmel. Meine Rechercheergebnisse über die Glykämische Last, den Blutzuckerspiegelanstieg je nach Lebensmittel, all das verinnerlichte ich erst jetzt so richtig, während ich die beiden vergangenen Tage miteinander verglich. Heute hatte ich im Vergleich zu gestern einen durchgehend ziemlich konstanten Blutzuckerspiegel gehabt. Das Omelett hatte über mehrere Stunden Energie geliefert. Mein Hypothalamus registrierte nichts Auffälliges und ließ mich in Ruhe. Kein Heißhunger. Ich hatte ihn gewissermaßen überlistet. Ich war seinen Alarmanlagen einfach ausgewichen, nachdem ich einmal gewusst hatte, wo sie standen.

Ich schwamm noch einmal quer durch den Pool und planschte dann am Beckenrand. Ich war stolz auf mich und mein Bauch war viel flacher als am Tag zuvor. Ich fühlte mich fast wie eines dieser Models, die immer plapperten, wie toll und gesund sie sich ernährten und dass sie nur von Gemüse und Fisch satt würden. Alles Lügnerinnen, hatte ich bisher immer gedacht. Jetzt hielt ich es immerhin für möglich.

Würde ich nur noch Lebensmittel mit niedriger glykämischer Last essen, die mir schmeckten, wären meine Probleme mit den nur noch drei Mahlzeiten am Tag vielleicht gelöst, dachte ich. Denn letztendlich produzierte ich meinen Heißhunger ja selbst. Vermied ich Nahrungsmittel, die meinen Hypothalamus aktivierten, würde ich wie ein Model plappern können, dass ich von Fisch und Gemüse satt würde.

Ich machte mir ein paar Notizen in meinem Kalender und war zufrieden. Mein Plan nahm immer mehr Form an. Vielleicht ging es ja wirklich, dachte ich: abnehmen ohne zu hungern. Ich hatte in Bezug auf Essen weniger Willenskraft als andere und war ziemlich sicher verfressener als die Durchschnittsbevölkerung. Ich war wie ein kleines Kind, das sofort etwas zu essen brauchte, wenn es hungrig war und das auch richtig sauer werden konnte, wenn es nichts bekam.

Ich druckte mir an der Hotelrezeption ein Ranking der Lebensmittel nach glykämischer Last aus. Urlaube eignen sich oft ganz gut für derartige Projekte, denn außerhalb unseres Alltagstrottes haben wir mehr Raum für neue Ideen. Ich benützte die Tabellen von nun an als Mittel, um mir das Leben nicht unnötig schwer zu machen. Denn durch Lebensmittel mit niedriger glykämischer Last würde ich kaum noch gegen Heißhungerattacken und deren Folgen kämpfen müssen.

Noch auf den Philippinen fing ich an, bei den Mahlzeiten mehr Gemüse und Fleisch oder Fisch zu essen und den Anteil an Reis zu reduzieren. Wir bestellten einfach eine Portion Reis zu zweit, von der Gregor dann den größeren Teil aß. Morgens ließ ich mir ein Omelett wie das von Antonio zubereiten. Ich besorgte mir normalen *Nescafé* ohne Zucker und Milchpulver, der zumindest halbwegs genießbar war. Die Philippinen waren nun einmal nicht das Land der großen Kaffeetrinker und ich nahm es hin. Ich wollte ja nicht zu den Touristen gehören, die im Urlaub auf die Suche nach Wiener Schnitzel oder Currywurst gehen. Es war mir nur wichtig, ein bisschen Koffein zu kriegen und den vielen Zucker in der Variante *Nescafé 3 in 1* zu vermeiden.

Selber kochen macht es einfacher

Ich bekam immer mehr Gefühl dafür, welche Lebensmittel mir gut taten und welche nicht. Ich stellte zum Beispiel fest, dass der verhängnisvolle Zucker-Insulin-Hypothalamus-Heißhunger-Kreislauf besonders heftig anschlug, wenn ich nur ein klitzekleines Stückchen Schokolade zum Frühstück aß. Auf nüchternen Magen gegessen jagte die Schokolade meinen Blutzucker besonders in die Höhe.

Ganz anders war das, wenn ich nach einer Mahlzeit mit viel Proteinen und niedriger glykämischer Last Schokolade oder ein *Mousse au Chocolat* zum Dessert aß. Dann lieferte schon die Hauptmahlzeit meinem Gehirn konstante Energie und die Blutzuckerschwankungen, die mein Hypothalamus registrierte, hielten sich in Grenzen.

Immer mehr verstand ich, dass es insgesamt darum ging, achtsam zu sein und die Alarmanlagen des Hypothalamus immer im Auge zu behalten. Ein Baguette zum Frühstück war toll, aber nach zwei Stunden würde mein Blutzucker in den Keller fallen und mich gewaltig unter Zugzwang bringen. Sicher konnte ich dann versuchen, den Heißhunger zu bekämpfen, mich abzulenken oder Sport zu machen. Aber mittlerweile fragte ich mich:

Ist ein Nutella-Baguette wirklich Heißhungerattacken wert, mit denen ich mich Stunden danach herumschlagen muss?

Besser waren für mich Joghurt mit Obst oder eine Eierspeise zum Frühstück. Beide hatten eine niedrige glykämische Last und würden mich lange satt machen. Die Alarmanlagen im Hypothalamus würden stumm bleiben. Ich würde längere Zeit meinen Frieden haben und Essen würde kein Thema sein.

Zusammengefasst habe ich meinen Hypothalamus also so überlistet:

Schritt 1: *Ich informierte mich über die glykämische Last von Lebensmitteln. Es war ja nicht so, dass ich hunderte verschiedene Lebensmittel aß, und ich begriff, dass die glykämische Last der für mich Wichtigsten zu kennen etwa so wichtig war, wie meine Jeans-, meine BH- und meine Schuhgröße zu kennen. Denn je höher die glykämische Last eines Lebensmittels war, desto mehr Stress drohte mir mit Heißhungerattacken.*

Schritt 2: *Ich aß bevorzugt Lebensmittel mit niedriger glykämischer Last. Lebensmittel mit hoher glykämischer Last reduzierte ich.*

Schritt 3: *Wenn ich Lebensmittel mit mittlerer glykämischer Last aß, kombinierte ich sie mit Lebensmitteln mit niedriger glykämischer Last.*

Schritt 4: *Ich beobachtete mich. Besonders beobachtete ich, wie Lebensmittel auf meinen Hypothalamus wirkten. Wenn ich eine Heißhungerattacke bekam, versuchte ich, die Ursache zu rekonstruieren und meine Ernährung dementsprechend anzupassen.*

Bei meiner Selbstbeobachtung fand ich heraus, dass ich mit Speisen, die ich selbst zubereitet hatte, besser fuhr. Bei ihnen konnte ich mit Sicherheit sagen, welche Zutaten mit welcher glykämischen Last sie enthielten. Bei Fertigprodukten oder auch in bestimmten Restaurants konnte ich da nie ganz sicher sein. Da erlebte ich manchmal böse Überraschungen. Deshalb gewöhnte ich mir an, noch mehr als bisher selbst zu kochen.

In meiner Küche hing ein Wandregal mit Büchern von Starköchen wie Alain Ducasse, Jamie Oliver, Daniel de la Falaise, Jim Thompson und anderen. Mit der Liste über die glykämische Last der Zutaten auf der Anrichte verlor ich irgendwann die große Ehrfurcht vor diesen Herren und veränderte ihre Rezepte einfach nach mehreren Kriterien.

1. Die Gerichte sollten gut für mich sein. Das heißt, mein Blutzuckerspiegel sollte nach dem Essen konstant bleiben, damit mein Gehirn nicht zwei Stunden später schon wieder alles mobilisierte, um wieder Zucker zu kriegen.

2. Meine Kinder mussten die Gerichte mögen, denn doppelt zu kochen, quasi Diät- und Normalkost, war einfach nicht drinnen.

3. Die Zutaten mussten einfach zu besorgen sein, am besten am Heimweg von der Klinik. Ich hatte keine Zeit, dafür quer durch die Stadt zu fahren.

Die folgenden Rezepte sind keine Empfehlung. Niemand soll denken, dass er sie nur nachkochen muss, um auch abzunehmen. Denn jedem schmecken andere Dinge und jeder legt bei seinen Gerichten andere Kriterien an. Es sind nur meine Favoriten unter jenen Gerichten, die ich, gemäß meinen Kriterien, aus Zutaten mit niedriger glykämischer Last herstellen kann. Es sind sozusagen meine neuen Lieblingsgerichte.

Ich habe die Gerichte in »Frühstück«, »große Mahlzeit« und »kleine Mahlzeit« unterteilt. Am bekömmlichsten ist es natürlich, die größere Mahlzeit mittags zu essen, wenn der Organismus auf Hochtouren läuft, und die kleine Mahlzeit abends. Ist das nicht möglich, geht es auch umgekehrt. Die Glykämische Last ist im folgenden mit »GL« abgekürzt.

Frühstück

Wiener Eierspeise auf italienische Art

Zutaten für eine Person: 3 Eier, Olivenöl, Salz, Pfeffer, eine Handvoll Cocktailtomaten, Rucola

Zubereitung: Ich schneide die Cocktailtomaten klein. Dann erhitze ich in einer kleinen Pfanne das Olivenöl, schlage die Eier hinein und lasse sie etwas stocken. Wenn die Eier etwas fester werden, verrühre ich das

Ganze mit einer Gabel, damit nichts am Pfannenboden klebt. Wenn die Eier fast durch sind, schalte ich den Herd aus und rühre noch einmal um, sodass durch die Resthitze am Pfannenboden die ganze Eierspeise schließlich gar ist. An den Rand der Pfanne streue ich ein paar Blätter Rucola und gebe die Tomaten auf den Rucola. Alles salzen, pfeffern und noch eine Schuss Olivenöl über das Gemüse. Ich stelle die Eierspeise auf ein kleines hölzernes Schneidebrett und esse sie aus der Pfanne.

Joghurt mit Nüssen und Obst

Zutaten: Griechisches Joghurt mit 10 Prozent Fett, Walnüsse, Obst

Anmerkung: Ich esse ausschließlich griechisches Joghurt mit zehn Prozent Fett, keinesfalls eine Light-Variante. Light-Produkte assoziieren wir mit Enthaltsamkeit und Verzicht, was schädlichen Stress verursacht. Zudem kompensieren wir den fehlenden Geschmack der Light-Produkte gerne, indem wir mehr davon essen.

Zubereitung: Ich gebe das Joghurt in eine schöne Schüssel, lege die Walnüsse darauf und am Ende das Obst. Ich nehme immer, was gerade Saison hat und beim Einkaufen schön ausgesehen hat. Im Herbst, wenn es Weintrauben, Pflaumen, Birnen und Äpfel gibt, streue ich auch gerne noch etwas Zimt über das Obst.

Das einfachste Frühstück

Zutaten und Zubereitung: Das einfachste und für mich beste Frühstück hole ich mir, wenn ich nach einem Nachtdienst nach Hause gehe. Dann nehme ich beim Bio-Bäcker einen großen Laib Holzofen-Schwarzbrot, am besten reines Roggenbrot oder Roggen-Weizen-Brot mit. Ich nehme meistens Sauerteigbrot, weil mir das am besten schmeckt und Brot aus Sauerteig eine besonders niedrige GL hat. Dieses Brot wird auch tatsächlich so richtig im Holzofen gebacken und nicht nur aufgebacken wie jenes in den Supermärkten. Brot, das industriell verpackt ist oder aufgebacken wird, enthält Zusatzstoffe und Zucker. Auf dieses Brot gebe ich nur Butter, sonst nichts. Mich macht das glücklich.

Große Mahlzeiten

Spaghetti Pomodoro

Zutaten für vier Personen: 2 Packungen Passierte Tomaten (500 Gramm), 3 Knoblauchzehen, Olivenöl, Salz, Pfeffer, Oregano oder Kräuter der Provence, frisch geriebener Käse (Parmesan, Pecorino oder Bergkäse), 500 Gramm Spaghetti oder andere Nudeln

Anmerkung zu den Nudeln: Hochwertige Pasta besteht aus gutem Hartweizengrieß. Der beste Hartweizengrieß enthält viel Eiweiß, weshalb auch die fertigen Nudeln viel Protein, also Eiweiß, enthalten, mindestens 13 Prozent. Der Eiweiß- beziehungsweise Proteingehalt der Nudeln steht auf jeder Packung bei den Nährwertangaben. Er ist als Orientierungshilfe wichtig und erleichtert die Auswahl unter den unzähligen Pasta-Sorten erheblich. Denn viele Nudelverpackungen haben ein tolles Design, werben mit Sprüchen wie >traditionelle Zubereitung< oder >nach Großmutters Art<, doch die Qualität ist schlecht. Im Urlaub in Italien finden wir manchmal sogar Pasta mit 14,5 Prozent Eiweißanteil, von der wir uns dann gerne welche mit nach Hause nehmen. Denn je höher der Eiweißanteil der Pasta ist, desto niedriger ist die GL.

Zubereitung: Ich erhitze das Wasser für die Nudeln zuerst im Wasserkocher, weil das schneller geht, schütte es dann in den Kochtopf und salze es. Wichtig im Hinblick auf die GL von Nudeln ist neben dem Eiweißgehalt auch die Kochzeit. Auf der Packung steht jeweils die maximale Kochzeit. Nudeln garen aber durch ihre innere Hitze beim Anrichten und Servieren noch etwas nach. Deshalb seihe ich das Nudelwasser bereits eine Minute vor der angegebenen Kochzeit ab, damit sie al dente werden. Dies eben nicht nur aus geschmacklichen Gründen. Nudeln, die schon weich und klebrig sind, haben eine höhere GL. In einem zweiten Topf brate ich währenddessen den Knoblauch mit Olivenöl an. Sobald die Knoblauchzehen leicht gebräunt sind, leere ich die geschnittenen Tomaten dazu. Salzen, etwas pfeffern, Gewürze dazu und köcheln lassen, damit die Sauce eindickt. Ich serviere die Spaghetti mit einer großen Portion geriebenem Käse. Am liebsten mit frisch geriebenem Bergkäse, Parmesan oder Pecorino. Der Käse enthält viel Protein und keine Kohlehydrate. Das bedeutet, er senkt die GL der gesamten Mahlzeit und sättigt auch. Ebenso sinkt die GL, wenn ich für die Spaghetti statt Tomatensauce Fleischsauce oder Pesto verwende. Auch beim Pesto nehme ich, um in Sachen Glykämische Last nicht in eine Falle der Nahrungsmittelindustrie zu tappen, am liebsten selbst gemachtes. So schwierig ist das ja nicht.

Basilikum-Pesto

Zutaten für vier Personen: 3 große Handvoll Basilikum, 100 Gramm Pinienkerne, eine Handvoll frisch geriebener Käse (Parmesan, Pecorino oder Bergkäse), 2 Knoblauchzehen, Olivenöl, Salz und Pfeffer

Zubereitung: Ich reibe den Käse und brate die Pinienkerne gemeinsam mit dem Knoblauch kurz an. Die Pinienkerne sollten warm aber nicht gebräunt sein. Das Erwärmen dient nur der Intensivierung ihres Geschmacks. Auch der Knoblauch sollte nur leicht angebraten und noch nicht verfärbt sein. In der Küchenmaschine mixe ich zunächst das Basilikum mit etwas Wasser. Ich gebe dabei ganz wenig Wasser dazu, gerade soviel, dass sich das Basilikum mixen lässt. Dann mixe ich solange, bis eine gleichmäßige grüne Basilikumsauce entsteht. Nun gebe ich den Knoblauch und die Pinienkerne dazu, außerdem das Olivenöl, und mixe wieder. Wenn mir die Sauce zu trocken vorkommt, gebe ich weiteres Olivenöl dazu. Dieses Gemisch gebe ich dann in eine Schüssel und mische den geriebenen Käse dazu. Das Ergebnis sollte eine gleichmäßige, fettig glänzende Sauce sein. Pesto ist von der Konsistenz her nicht zu flüssig, geschmeidig, aber dick wie ein Brei. Sobald die Konsistenz stimmt, würze ich mit Pfeffer und Salz. Wenn ich das fertige Pesto unter die Nudeln mische, rühre ich kräftig um, damit es gut verteilt ist und garniere die Teller mit einzelnen Basilikumblättern.

Bistrot-Linsensalat mit Spiegelei

Zutaten für drei bis vier Personen: 250 Gramm Puy-Linsen oder Beluga-Linsen, pro Person 1 Ei, 1 Zwiebel, Kräuter der Provence, Salz, Pfeffer, Olivenöl, Apfelessig

Anmerkung: Linsen sind im Hinblick auf die glykämische Last der Joker unter den Lebensmitteln. Sie haben eine niedrige GL, aber einen hohen Anteil an pflanzlichem Eiweiß, was sie sättigend macht. Ich nehme nur Puy-Linsen oder Beluga-Linsen. Sie schmecken intensiv und eher nussig und haben mit den bekannten mehligen, zerfallenden Linsen wenig zu tun.

Zubereitung Linsen: Ich gebe zuerst nur so viel Wasser zu den Linsen in den Kochtopf, dass sie gerade bedeckt sind, und koche sie kurz auf, bis das

Wasser leicht schäumt. Dann gieße ich sie in ein Sieb und spüle sie mit warmem Wasser ab. Ich säubere den Topf, gebe die Linsen wieder hinein und gieße, je nach Packungsanleitung der jeweiligen Linsen, neuerlich Wasser dazu. Dazu kommen Salz, Pfeffer und Kräuter der Provence. Nun koche ich die Linsen, bis sie bissfest sind, je nach Sorte dreißig bis vierzig Minuten lang. Inzwischen bereite ich die Vinaigrette.

Zubereitung Vinaigrette: Ich nehme einen Teil Apfelessig und drei Teile Olivenöl, dazu ein bis zwei Teelöffel Dijon-Senf, Salz und Pfeffer. Ich bereite die Vinaigrette meistens in einem Marmeladeglas zu, das ich zuschrauben und das Ganze darin gut durchschütteln kann. Sobald die Linsen fertig sind, schütte ich die Vinaigrette darüber und serviere das Gericht mit einem oben drauf liegenden Spiegelei.

Ungarisches Gulasch

Zutaten für vier Personen: 1 bis 1,5 Kilo Rindfleisch (sehniges Gulaschfleisch), 1 Kilo Zwiebeln, 5 Knoblauchzehen, 500 Gramm frische rote Paprika, 50 Gramm Paprikapulver, 2 Teelöffel ganzer Kümmel, 500 Gramm passierte Tomaten, Olivenöl, Salz, Pfeffer

Anmerkung zu den Zutaten: Ich liebe ungarisches Gulasch. Weil ich es gerne öfters essen möchte, verwende ich statt dem üblichen Schweineschmalz Olivenöl und statt Schweinefleisch Rindfleisch. Die Gewürze sind die Gleichen wie beim Originalrezept.

Zubereitung: Ich schneide die Zwiebel in grobe Scheiben und den Knoblauch in größere Stücke. Dann gebe ich das Olivenöl in einen großen Topf und erhitze es. Danach gebe ich den gesamten Zwiebelberg und den Knoblauch in den Topf und brate alles an. Inzwischen schneide ich das Fleisch in bissfertige Stücke. Wenn die Zwiebeln glasig sind, gebe ich das Fleisch dazu und brate es mit an. Inzwischen schneide ich die Paprika in Stücke und gebe auch sie dazu. Sobald das Fleisch außen leicht angebraten ist, kippe ich die passierten Tomaten dazu und gieße heißes Wasser aus dem Wasserkocher dazu bis das Ganze leicht bedeckt ist. Nun gebe ich noch Paprikapulver, Salz, Pfeffer und Kümmel dazu, verrühre alles und lasse es etwa zwei Stunden köcheln. Gulasch schmeckt bekanntlich am zweiten Tag noch besser als direkt nach dem Kochen, weil es dann die Gewürze besser angenommen hat. In Wien heißt es deshalb, dass Gulasch in Gasthäusern besser schmeckt als selbst gemachtes.

Ente nach Provence Art

Zutaten für vier Personen: Eine Ente (etwa 2 Kilo), Gemüse je nach Saison, 3 Knoblauchzehen, Olivenöl, Salz, Pfeffer, frische Kräuter oder Kräuter der Provence

Anmerkung zu den Zutaten: Ich verwende nur ganz reifes, regionales Gemüse. Kartoffeln und Karotten sind immer zu haben, auch Zucchini, Tomaten, Melanzani, Kohlrabi, Fisolen und Erbsen passen. Eine Sorte reicht. Ich nehme einfach immer, was im Geschäft am besten aussieht oder riecht. Ente ist mittlerweile auch in jedem Supermarkt zu haben.

Zubereitung: Ich verwende für alle Rezepte aus dem Backrohr die gleiche Marinade aus 3 Knoblauchzehen, Salz, frisch gemahlenem Pfeffer, Olivenöl und entweder frisch gehackten Kräutern (Rosmarin, Oregano, Thymian) oder getrockneten Kräutern der Provence. Ich hacke den Knoblauch und die Gewürze. Dann gebe ich alles mit etwas Pfeffer und Salz sowie

100 Milliliter Olivenöl in eine kleine Schüssel und rühre um. Mit dieser Marinade reibe ich die Ente innen und außen ein, um sie danach in eine Ofenform zu legen, mit etwas Olivenöl zu begießen und in das auf 240 Grad erhitzte Backrohr zu schieben. Inzwischen koche ich im Wasserkocher etwa einen Liter Wasser auf und gieße die Ente damit auf. Bei Enten und Gänsen gilt die Regel: eine Stunde Backzeit pro Kilogramm. Während die Ente im Rohr gart, gieße ich immer wieder ein Gemisch aus Wasser und Öl darüber, damit sie nicht austrocknet. Gleichzeitig schneide ich etwa ein Kilo Gemüse klein. Karotten und Kartoffeln lasse ich ungefähr eine Stunde mitgaren, Zucchini oder Fisolen höchstens dreißig Minuten und Tomaten noch kürzer. Wenn ich das Gemüse dazugebe, hole ich die Ente kurz aus der Form, leere das Gemüse in die darin bleibende Mischung aus Entenfett, Olivenöl und Wasser. Am nächsten Tag bereite ich aus den Resten gerne Ente mit Nudeln zu.

Ente mit Nudeln

Zutaten für vier Personen: Entenfleisch, Gemüse und Entenfett, das von der Ente nach Provence Art übrig geblieben ist, 500 Gramm Nudeln

Zubereitung: Ich schneide das Entenfleisch in Bissgröße und wärme es mit dem Gemüse und dem Entenbratensaft, während ich die Nudeln koche. Schließlich verrühre ich die Nudeln, das Fleisch und den Saft gründlich.

Anmerkung: Ich mache genau das gleiche Rezept auch öfters mit Huhn oder mit Rind. Bei Rind gieße ich allerdings mit Rindsuppe statt mit Wasser auf, weil das Rind nicht soviel Fett abgibt wie die Ente.

Pariser Brathuhn

In den Straßen von Paris haben viele Fleischer vor ihren Geschäften Stände mit Grillhühnern. Auf etwa acht Spießen drehen sich meist je fünf Hühner, während von den oberen auf die unteren Fett tropft. Ganz unten steht eine Schale mit geschnittenen Kartoffeln, die in dem herunter tropfenden Fett vor sich hin rösten. Diese Brathühner sind sehr zu empfehlen.

Zutaten für vier Personen: 2 ganze Hühner, 2 Kilo Kartoffeln, Marinade (wie bei der Ente), Wasser

Zubereitung: Ich erhitze das Backrohr auf 240 Grad. Das Gitter lege ich in den mittleren Bereich, unten stelle ich ein geschlossenes Backblech hin. Dann reibe ich die Hühner mit einem Großteil der Marinade ein, lege sie auf das Gitter und gieße etwa 1,5 Liter heißes Wasser in das Backblech. Das Fett von den Hühnern soll wie an den Ständen in Paris in das Fach tropfen und dort die Kartoffeln mitrösten.
Während die Hühner schon gegrillt werden, schäle ich die Kartoffeln und schneide sie in etwa fünf Millimeter dicke Scheiben. Dann gebe ich die Kartoffeln in das untere Fach und verteile sie gleichmäßig im Wasser.
Nun leere ich den Rest der Marinade über die Kartoffeln. Das Ganze bleibt ungefähr 1,5 Stunden im Rohr. Ich rühre die Kartoffeln gelegentlich um, damit sie gleichmäßig braun werden und nicht ankleben.
Alle 20 Minuten bestreiche ich auch die Hühner mit Olivenöl, damit sie nicht austrocknen.

Kleine Mahlzeiten

Nizza-Salat à la Marion

Zutaten für eine Person: Blattsalat oder Rucola, 3 mittelgroße Tomaten oder eine große Handvoll Cocktailtomaten, 1/2 rote Zwiebel, eine Handvoll Bohnenschoten, 2 hartgekochte Eier, 3 bis 5 Sardellen, etwa 10 schwarze Oliven, Basilikum sowie Olivenöl, zwei Teelöffel Dijon-Senf, Essig, Pfeffer und Salz für die Vinaigrette

Zubereitung: Ich wasche die Bohnenschoten, kappe die Enden und schneide sie in vier bis fünf Zentimeter lange Stücke. Dann koche ich sie in Salzwasser, sie sollten noch etwas knackig und nicht zu weich sein. Gleichzeitig koche ich die Eier hart. Die Zwiebel schneide ich in feine Streifen und die Tomaten in Spalten. Während die Bohnenschoten und die Eier köcheln, bereite ich die Vinaigrette zu. In eine große Schüssel gebe ich nun den grünen Salat oder Rucola und vermische ihn mit den Zwiebeln, den Tomaten, den Oliven, den gekochten Bohnenschoten und einem großen Schuss Vinaigrette. Der Salat sollte überall mit der Vinaigrette bedeckt sein, aber nicht darin ertrinken. Die gekochten Eier achtle ich und dekoriere damit den Salat. Oben drauf kommen die Sardellenfilets und die Basilikumblätter. Auf die Eier und die Sardellenfilets gebe ich noch je ein paar Tropfen Vinaigrette.

Der simpelste Sommer-Salat

Zutaten für eine Person: 1 bis 2 Feldgurken (je nach Größe), 100 Gramm Schaf- oder Ziegenkäse, Olivenöl, Essig, Salz, Pfeffer

Zubereitung: Feldgurken schmecken ungeschält besser. Ich wasche sie gut, schneide sie in Scheiben und gebe sie in eine große Salatschüssel. Dann salze und verrühre ich sie und stelle sie für eine halbe Stunde in den Kühlschrank. Danach gieße ich die von den Gurken ausgetretene Flüssigkeit ab und gieße etwas mit Wasser verdünnten Essig darüber. Pfeffern, geschnittenen Käse darauf, Olivenöl darüber, fertig.

Steirischer Feldsalat

Zutaten für eine Person: 1 Handvoll Feldsalat, 2 Eier, Kernöl, Apfelessig, Salz, Pfeffer, ganzer Kümmel

Zubereitung: Ich koche die Eier hart, schneide sie noch warm in Spalten und lege sie auf den Feldsalat, den ich in eine Salatschüssel oder in einen Suppenteller gegeben habe. Dann salze und pfeffere ich und streue einen halben Teelöffel Kümmel darüber. Nun verdünne ich den Apfelessig mit etwas Wasser und leere zunächst den Essig und dann das Kernöl über den Salat. Dazu passt perfekt ein Stück frisches Sauerteig-Schwarzbrot.

Wassermelonen-Salat

Er ist einer meiner Lieblingssalate für heiße Sommertage und Abende. Prinzipiell gilt: Je größer die Wassermelone ist, desto intensiver ist sie im Geschmack. Ich mache gern gleich etwas für meine Oberarme und schleppe die Melone die Stiegen zu meiner Wohnung hinauf. Meine Söhne machen im Urlaub manchmal einen richtigen Wettbewerb daraus, wer am Markt oder im Supermarkt die schwerste Melone findet. Ich gebe zu: Die richtig schweren Exemplare mit zwölf oder dreizehn Kilo tragen wir auch nicht zu Fuß nach Hause, die fahren wir mit dem Kinderwagen.

Zutaten: Wassermelone, Schafskäse, Olivenöl, Pfeffer

Zubereitung: Ich schneide die Wassermelone und den Schafskäse in bissfertige Stücke und gebe alles in eine Salatschüssel. Dann pfeffere ich und leere Olivenöl über das Ganze.

Feigen mit Mozzarella

Zutaten: Feigen, Mozzarella, Salz, Olivenöl

Anmerkung zu den Feigen: Gute Feigen sind in Mitteleuropa frühestens im August oder September zu haben. Was die Händler vorher verkaufen, wurde unreif in weit entfernten Ländern geerntet, weit transportiert und ist daher so gezüchtet, dass es weiten Reisen standhält: mit einer dicken Haut und einem geschmacksarmen Inneren. Ich wähle also die Feigen aus, die am reifsten aussehen. Sie müssen leicht zerbeult und angeschlagen sein, dann sind sie in Ordnung. Schließlich kommt es nicht auf ihr Aussehen an, sondern auf ihre Süße.

Zubereitung: Ich schneide den Mozzarella und die Feigen in Scheiben und lege sie abwechselnd auf einen flachen Teller nebeneinander.
Den Mozzarella salze ich etwas und träufle über das Ganze etwas Olivenöl.

Luisas Mousse au Chocolat mit Erdbeeren

Mousse au Chocolat bewirkt eine gewaltige Dopaminausschüttung in unserem Gehirn. Ich kenne fast niemanden, der es nicht liebt. Mousse au Chocolat ist unter den Desserts wie Champagner unter den Getränken, ein

Lamborghini unter den Autos oder ein Chanel-Kostüm unter den Outfits. Deshalb bewirkt schon der Gedanke daran, es zu essen, eine Dopaminausschüttung. Für jeden Tag ist es natürlich nicht geeignet, aber in der Kategorie ›Traumhafte Desserts‹ ist es eines der bekömmlichsten, weil es einen hohen Kakaoanteil und wenig Zucker enthält. Durch die vielen Eier hat es auch einen hohen Eiweißanteil. In der Kombination mit Obst wird es dann noch bekömmlicher. Wenn ich Mousse au Chocolat als Dessert zubereite, plane ich die Hauptspeise etwas kleiner. Manchmal mache ich auch Obstsalat und gebe nur einen Klacks Mousse oben drauf. Es ist eben immer alles eine Frage der Balance. Wenn ich ein Mousse au Chocolat mache, muss ich immer an meine damals zweijährige Tochter Luisa denken und schmunzeln. Es war der 25. Dezember und wir hatten am Heiligen Abend das Mousse au Chocolat als Dessert gehabt. Luisa war vor dem Dessert eingeschlafen und hatte nichts davon gekriegt. Am nächsten Morgen war im Kühlschrank noch ein kleiner Rest und ich ließ sie direkt aus der Schüssel kosten. Während sie also aus der Schüssel einen Löffel Mousse au Chocolat nahm, kam ihr zehnjähriger Bruder in die Küche. ›Ah, es gibt noch Mousse au Chocolat!‹, rief er erfreut. Danach ging alles in Sekundenschnelle: Die Kleine schaute kurz auf das Mousse au Chocolat, dann auf ihren großen Bruder. Ich konnte richtig zusehen, wie die Neurone in ihrem Gehirn arbeiteten. Sekundenbruchteile später stürzte diese zweijährige halbe Portion auf ihren Bruder los und schubste ihn mit beiden Händen aus der Küche, so heftig, dass er fast umfiel. Als kleinstes von mehreren Kindern muss man eben manchmal um sein Mousse au Chocolat kämpfen.

Zutaten für sechs Personen: 140 Gramm Bitterschokolade mit 70 Prozent Kakaogehalt, 5 Eier, 3 Esslöffel Zucker, 5 Esslöffel Butter, eine Prise Salz.

Zubereitung: Zuerst nehme ich die Butter aus dem Kühlschrank und lasse sie etwas liegen, damit sie Zimmertemperatur annimmt und ich sie leichter verarbeiten kann. Dann schmelze ich die Schokolade mit der Butter im Wasserbad. Ich stelle die Schüssel beiseite und lasse die Schokolade etwas abkühlen. In einer zweiten Schüssel rühre ich mit dem Mixer drei Eidotter so lange mit dem Zucker, bis das Gemisch leicht schaumig ist.
Dann verrühre ich das Ganze mit der Schokolade und Butter. In einer dritten Schüssel mixe ich das Eiklar von fünf Eiern so lange, bis dicker Schaum entstanden ist. Den hebe ich unter das andere Gemisch. Ich gehe dabei vorsichtig vor, denn der Eischnee ist empfindlich. Jetzt stelle ich das Mousse für mindestens zwei Stunden in den Kühlschrank, damit es fest wird. Dabei bete ich, dass es keines von den Kindern vorzeitig entdeckt.

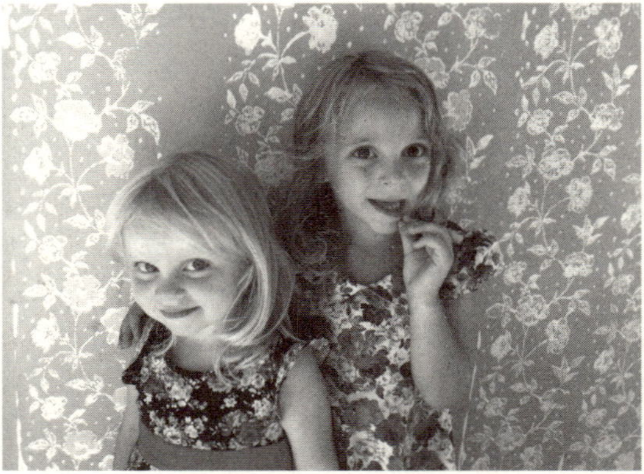

Meine Tochter Luisa mit ihrer älteren Schwester

Das Belohnungssystem umpolen

3.

Ein System aus der Steinzeit

Die Umprogrammierung meiner Basalganglien zeigte durch den neuen Umgang mit meinem Hypothalamus jetzt erst so richtig Wirkung. Als ich, auf dem Weg zum Hauptbahnhof, wieder einmal im 13A stand, kam ein Typ auf mich zu, der zwar keine Einkaufstasche dabei hatte, aber trotzdem ziemlich gestresst aussah. Er wollte offenbar an mir vorbei. Er sah mich an. »Darf ich?«, fragte er artig.

Ich trat einen halben Schritt zur Seite und schon hatte er genug Platz, um durchzuschlüpfen. Ich lächelte. Genau das Gleiche war mir wahrscheinlich auch in den vergangenen Monaten mehrfach passiert, aber jetzt fiel es mir auf. Ich fühlte mich gut und schlank. Ich war zufrieden. Relativ zufrieden ... War ich wirklich zufrieden? Eigentlich nicht ganz.

An diesem Abend nahm ich meinen Kalender zur Hand, ohne genau zu wissen, was ich eintragen wollte. Er sollte mir diesmal eher beim Nachdenken helfen. Warum war ich nicht ganz zufrieden? Weil ich zwar abgenommen hatte, aber noch nicht genug? Daran lag es nicht. Ich hatte nach einem halben Jahr acht Kilo weniger und ich wusste, dass mein Gewicht weiter sinken würde. Weitere Kilos würden nach und nach verschwinden. Ich machte mir in dem Punkt deshalb keinen Druck.

Meine Unzufriedenheit bezog sich auf nichts Konkretes. Sie war eher ein Unterton meines Lebensgefühls. Ich senkte den Stift auf das Papier und schrieb:

Etwas fehlt.

Das traf es ziemlich gut. So fühlte es sich an. Etwas fehlte. Aber was? Ich schrieb einen zweiten Satz darunter.

Etwas, das mir gut tut.

Als ich noch Nutella-Baguettes, Schoko-Croissants oder Hotdogs gegessen hatte, war in dem Moment immer das Gefühl aufgekommen, mir etwas Gutes zu tun. Da waren oft diese Gedanken dabei gewesen.

Ich hatte heute Stress in der Arbeit, deshalb gönne ich mir das jetzt.

Ich hatte Streit mit meiner Mutter, also brauche ich nun wirklich eine Tafel Schokolade.

Wann habe ich mir zuletzt etwas gegönnt? Ich nehme mir heute in der Kantine das große Wiener Schnitzel und den Mayonnaisesalat dazu.

Mir tut doch sonst niemand etwas Gutes. Also gönne ich mir heute einen großen Milchkaffee und einen Schoko-Nuss-Muffin.

Ich begriff, dass ich mich als Nächstes mit meinem Belohnungssystem auseinandersetzen musste. Diesem mächtigen System in meinem Gehirn, das viele meiner Verhaltensweisen bestimmte, hatte ich bisher viel zu wenig Aufmerksamkeit geschenkt.

Die Basis des Belohnungssystems liegt im Mittelhirn. Sie besteht aus der Zellgruppe mit dem schönen Namen *Area tegmentalis ventralis* sowie der *Substantia Nigra*, einem Hirnteil, der durch seinen hohen Gehalt an Eisen und Melanin dunkel gefärbt ist. Die Evolution hat in diesem System einige Funktionen eingebaut, die das Überleben und die Weiterentwicklung der Spezies Mensch sichern.

Es belohnt Verhaltensweisen, die für das Überleben und die Weiterentwicklung unserer Spezies dienen, mit dem immer gleichen aber für uns sehr erstrebenswerten Geschenk: Es schüttet in unserem Gehirn Dopamin aus. Dopamin ist ein Hormon, durch dessen Wirkung wir uns gut, motiviert und glücklich fühlen, weshalb Dopamin auch als »Glückshormon« bekannt ist.

Das Belohnungssystem ist bedauerlicherweise etwas veraltet. Es funktioniert noch immer nach dem gleichen Muster wie in der Steinzeit und belohnt uns für Verhaltensweisen, die damals gut und wichtig für uns und unsere Spezies waren. Etwa in Sachen Ernährung: Unsere Vorfahren streiften durch die Wiesen und Wälder und suchten nach Nahrung. Fanden und aßen sie eine süße Frucht, bedeutete das Energie und die brauchten sie, um zum Beispiel Mammuts zu jagen und gut leben und sich vermehren zu können. Gleiches galt, wenn sie fettreiche Nahrung fanden. Auch Fett liefert besonders viel Energie. Da sowohl Zucker als auch Fett in der Steinzeit rar waren, setzte das Belohnungssystem bei jenen, die es fanden und aßen, Dopamin frei.

Unser Drang nach Süßem und Fettem ist daher nichts Verwerfliches, sondern ein angeborener, von der Evolution gewollter Reflex. Wenn wir ihm nachgeben, tun wir im Hinblick auf unsere genetische Programmierung eigentlich das Richtige. Dafür, dass unser Belohnungssystem noch nicht mitgekriegt hat, dass in unserer Welt Zucker und Fett überall besonders einfach zu haben sind, können wir schließlich nichts.

Die geheimnisvolle Macht

Ich erinnere mich an eine Zeit, in der in meiner Abteilung schlechte Stimmung herrschte. Eine Assistenzärztin, die erst vor kurzem angefangen hatte, war wegen Burn-out in Dauerkrankenstand gegangen und hatte uns nach einer Weile wissen lassen, dass sie nicht mehr zurückkommen würde. Wir mussten wieder einmal, ohne Aussicht auf baldige Besserung der Lage, zusätzliche Nachtdienste übernehmen und alle drückten sich davor.

Unser Chef weigerte sich, Urlaubszettel zu unterschreiben, bis alle anfallenden Dienste neu vergeben waren, was umso schlimmer war, weil gerade die Semesterferien bevorstanden. Ich hatte mich eben noch auf einen Skiurlaub mit meiner Familie gefreut, aber nun sah es schlecht aus.

Als ich an diesem Tag nach Hause kam, war ich verärgert und betrübt. Meine kleinen Töchter hatten beide Ski zu Weihnachten gekriegt und mein Sohn ein Snowboard. Es war für die Kinder fix, dass wir damit nach Vorarlberg in die Ferien fahren würden. Sie freuten sich darauf und ich wusste nicht, wie ich ihnen die schlechten Nachrichten beibringen sollte. Zumal ich schon bisher ständig Überstunden gemacht und sie viel zu sehr vernachlässigt hatte. Ich hatte mich auf das Standard-Programm konzentriert, Essen zuzubereiten und Hausübungen durchzusehen, mich aber kaum noch mit ihren Problemen und Gefühlen beschäftigt. Vor allem deshalb, und natürlich wegen des Tiefschnees, der Sonnenterrassen in den Bergen, den Kachelöfen, den Käsefondues und der heißen Schokolade, hatte ich mich auf Vorarlberg gefreut.

Ich stand in der Küche und dachte an die mittelalterliche Hinrichtungsmethode der Vierteilung. Vier Pferde oder Ochsen zogen an Stricken, die an den Hand- und Fußgelenken des Verurteilten befestigt waren. So ähnlich fühlte ich mich. Unterschiedliche Kräfte wirkten auf mich ein und drohten, mich auseinanderzureißen. Job, Kinder, Ehe, jeder zog an einem Strick und lange würde ich nicht mehr dagegen halten können.

Es war noch keiner da, weil die Kinder Nachmittagsunterricht hatten oder bei Freunden eingeladen waren. Wenn mein Leben schon so hart war, wollte ich mir wenigstens etwas gönnen. Die Minestrone von gestern, die ich mir eigentlich aufwärmen wollte, um sie mit viel Parmesan zu essen, stand noch auf dem Herd. Aber ich hatte nun absolut keine Lust mehr auf Minestrone. Meine Wahrnehmung konzentrierte sich vielmehr auf das Nutella-Glas. Es zog mich magnetisch an.

Es war diesmal nicht der Heißhunger. Ich aß die mit Nutella bestrichenen, getoasteten Brioche-Scheiben nur, um mich zu betäuben. Es tat so gut. Auf einmal waren alle Brioche-Scheiben weg und mir war ein bisschen schlecht. Ich stand vor dem Küchentisch und sah die Brösel an. Wie hatte das eben passieren können, obwohl ich mit meinen Mahlzeiten aus Zutaten mit niedriger glykämischer Last doch schon einige Routine entwickelt hatte?

Am nächsten Tag kam ein Mann zur Aufnahme in die psychiatrische Abteilung. Es war eine traurige Geschichte. Er war Alkoholiker und wir hatten ihn drei Wochen zuvor abstinent und hoch motiviert entlassen. »Ich hatte die besten Vorsätze, nichts zu trinken, ich hatte Pläne«, erzählte er mir. »Ich wollte ein komplett neues Leben führen, aber irgendwie kam es einfach über mich.«

Es hatte für seinen Rückfall nicht einmal einen unmittelbaren Auslöser gegeben, nichts, das ihn besonders gestresst hätte. Nur fand er sich an diesem Tag vor einem Weinregal wieder, ohne genau zu wissen, wie er dorthin gelangt war. »Ich bin nicht extra in den Supermarkt gegangen, um Alkohol zu kaufen«, sagte er. »Doch das Weinregal zog mich an wie ein Magnet. Alles andere war wie ausgeschaltet, meine Vorsätze, meine guten Gedanken, die Dinge, die ich hunderte Male mit meiner Psychotherapeutin besprochen und durchgedacht hatte, alles war wie weggewischt. Es kam mir so leicht vor, so unkompliziert, ein bisschen Alkohol mitzunehmen.«

Uns Ärzten gehen Geschichten von Patienten, die unserer eigenen Geschichte ähneln, naturgemäß besonders nahe. Die Geschichte dieses Patienten ähnelte meiner so sehr, dass ich erschauderte. Auch bei mir waren alle Vorsätze wie weggewischt gewesen.

Es ist wohl so, dass wir manchmal die Geschichten anderer hören müssen, um Teile von uns darin wiederzukennen und uns dadurch besser zu verstehen. Ich jedenfalls dachte zum ersten Mal richtig darüber nach, was es bisher eigentlich für mich bedeutet hatte, mir »etwas zu gönnen« oder etwas »verdient« zu haben. Ich dachte über die Diskrepanz zwischen gefühlter Belohnung und deren tatsächlichem Effekt nach, denn was ich für eine Belohnung hielt, schadete mir in Wirklichkeit nur. Zerlegte ich meine Belohnungen gedanklich in ihre Bestandteile, kam ich auf Zucker, Fett, Zucker, Mehl, Salz, Fett, Farbstoffe, Konservierungsmittel, Salz, Zucker, Zucker, Zucker. Ich gönnte meinem Körper nichts, wenn ich mich belohnte, sondern ich müllte ihn zu.

Wenn ich mich in Wirklichkeit gar nicht belohnte, sondern zumüllte, warum tat ich es trotzdem, noch dazu wie eine Süchtige, die von einer Substanz körperlich abhängig ist?

Ich fand die Antwort darauf in diesem Moment ein bisschen beunruhigend: Weil das Belohnungssystem kein simpler Automat ist, in den wir oben genetisch scheinbar vernünftige Handlungen einwerfen und unten Dopamin herausbekommen. Es ist viel mehr als das. Ich schrieb meine Definition für das Belohnungssystem in den Kalender.

> Das Belohnungssystem ist ein komplexes, auf Glück, Genuss, Freude und Vergnügen ausgerichtetes System, das dem für das rationale Denken zuständige System in unserem Gehirn als eine Art Herausforderer gegenübersteht.

Dabei verfügt es über einige effiziente Mittel, um seine Macht zu entfalten. So ist es in bestimmten Situationen in der Lage, die für rationales Denken zuständigen Teile unseres Gehirns einfach wegzuschalten und uns damit gleichsam zu hypnotisieren. Während meiner Nutella-Brioche-Attacke hatte ich wirklich geglaubt, mir etwas Gutes zu tun. Bloß waren das nicht meine eigenen Gedankengänge gewesen. Mein Belohnungssystem hatte sich verselbstständigt und sie mir eingeflüstert. Die Einflüsterungen unseres Belohnungssystems sind wirklich perfid.

Ein kleines Stück Torte ist wirklich nicht schlimm.

Auf dem Früchteplunder ist ja Obst drauf, das ist ja gesund.

Du bist heute den ganzen Tag herumgelaufen. Die Kalorien von den paar Chips hast du sicher schon längst verbrannt.

Apfelstrudel ist ein Teil unserer Kultur. Wo kommen wir denn hin, wenn wir nicht einmal den mehr essen dürfen?

Schweinebraten enthält immerhin viel Eiweiß.

Essen hat etwas Sinnliches.

Es ist ja noch genug Zeit bis zum Sommer. Die paar Kilos sind schnell wieder weg, wenn du nach dem Schnitzel weniger isst.

Das Pflaumenkompott ist gut für deine Verdauung. Das wiegt das bisschen Zucker wieder auf.

Dieser Muffin ist ja eigentlich sogar gesund. Immerhin ist er bio.

Einem mächtigen und dabei perfiden Herausforderer gegenüberzutreten ist ein Wagnis mit zweifelhaftem Ausgang, zumal für mich, da ich wie gesagt nicht gerade über ausgeprägte Widerstandskräfte verfügte. Ein Titanenkampf war da auf jeden Fall der falsche Weg. Ich musste wie bei den Basalganglien und dem Hypothalamus einen Weg finden, mein Belohnungssystem zu überlisten.

Die Suche nach dem Glück

Im Leben ist es oft schwieriger, die richtigen Fragen zu stellen, als die richtigen Antworten zu finden. Zumindest in meinem Fall war es so. Hatte ich die richtige Frage einmal gestellt, fanden sich die richtigen Antworten manchmal wie von selbst und meist waren sie viel einfacher und unspektakulärer, als ich das zuvor erwartet hatte. So war es auch in diesem Fall. Es gab eine einfache Möglichkeit, mein Belohnungssystem zu überlisten. Ich musste mir nur zunutze machen, was ich darüber wusste, nämlich, dass im Belohnungssystem immer alles auf eine einzige Sache hinauslief, die Ausschüttung von Dopamin, und dass wir diese Ausschüttungen auch durch andere Handlungen als Essen bewirken konnten. Anders ausgedrückt: Ich musste mir Dopamin nur durch andere Quellen als durch süßes oder fettes Essen besorgen. Schaffte ich das, würde ich dem Belohnungssystem die Macht nehmen, mich gegen meinen Willen zum Kühlschrank zu steuern. Ich schrieb einen Satz in meinen Kalender.

Ich akzeptiere, dass ich Dopamin brauche.

Darunter schrieb ich eine neue Frage.

Welche besseren Dopaminquellen als süßes oder fettes Essen habe ich?

Grundsätzlich sah ich zwei Arten möglicher Quellen. Die naheliegendste Möglichkeit war die des Essens, das weder süß noch fett war, mich aber dennoch mit Dopamin versorgte. War das möglich?

Inszenierte Küche

Da Essen für mich nun einmal zu den schönen Dingen auf dieser Welt gehört, die ich mir nur ungern verleiden lasse, dachte ich zunächst über diese erste Möglichkeit nach. Diesmal tauchte die richtige Antwort nicht gleich mit der richtigen Frage auf. Ich dachte an das Gerücht von der tollen dunklen Bitterschokolade, von der schon zwei Stücke den gewünschten Dopamin-Kick bringen sollen, bloß hatte das bei mir so nie funktioniert. Wenn ich Schokolade wollte, dann die fette Milchschokolade und sicher nicht nur zwei lächerliche Stücke, sondern mindestens eine kleine Tafel. Zwei Stück waren für mich immer höchstens Appetitanreger gewesen. Ich fürchtete schon, dass Essen für mich als wichtige Dopaminquelle ausscheiden würde. Bis ich zu einem Kongress in Bad Hofgastein fuhr.

Der Kongress war im Rahmen meiner Fortbildung verpflichtend. Das bedeutete, dass ich viele Teilnehmer von den anderen verpflichtenden Veranstaltungen schon kannte. Es hatten sich teilweise richtige Freundschaften entwickelt und ich wohnte mit meiner Freundin und Kollegin Nina im gleichen Hotel.

Am fünften Tag des Kongresses, als alle der Informationsflut schon etwas müde waren, lag ich in der Mittagspause im Bett und zappte mich durch die Fernsehkanäle. Dabei sah ich einen Trailer für den Film »*Chocolat*« mit Juliette Binoche und Johnny Depp, der am Abend laufen würde. Nina und ich beschlossen, ihn gemeinsam anzusehen und sie hatte die Idee, in einer örtlichen Konditorei hausgemachte Schokolade zu besorgen, passend zum Film.

Unser Hotel war eines der ältesten in Bad Hofgastein und ich hatte mich darin von Anfang an wohl gefühlt. Es war ein ehemaliges Goldgräberhaus, direkt an der Gasteiner Ache gelegen, mit meterdicken Wänden und vergoldeten Spiegeln und Kachelöfen in den gemütlichen Zimmern. In meinem Zimmer gab es zudem einen kleinen Marmortisch und zwei altertümliche Sessel, in denen wir es uns gemütlich machten. Ich hatte zur Feier des Ereignisses noch Holler-Prosecco aus dem Restaurant geholt.

Da saßen wir nun und fühlten uns wie früher am Schulskikurs, als wir mit Schokolade und geschmuggeltem Alkohol im Zimmer gekichert hatten. Wir sahen zu, wie Juliette Binoche in der französischen Provinz eine Chocolaterie eröffnete und wie sie die vielen Köstlichkeiten herstellte, beobachteten die fließende Schokolade und aßen dazu Nusskonfekt, Champagner-Trüffel-Pralinen und Nougatwürfel. Es war einfach toll. Das war richtig Schokolade essen. Das war die Art von Sinnlichkeit, von der immer alle gesprochen hatten und die mir doch nie jemand vermitteln hatte können. Am Ende des Films hatten wir unseren kleinen Vorrat an Nusskonfekt, Champagner-Trüffel-Pralinen und Nougatwürfeln nicht einmal aufgegessen. Vor lauter Genuss waren wir gar nicht so richtig zum Futtern gekommen. Milchschokolade im Stehen war dagegen einfach nur peinlich. Da konnte ich mir noch so lange einreden, dass ich mir etwas »gönnte«. Das war schnelles, billiges Dopamin, sonst nichts.

Die Gedanken »ich gönne mir etwas« oder »das habe ich mir heute verdient« lösten in den folgenden Wochen und Monaten zunehmend andere Assoziationen bei mir aus. Ich lernte, dass die richtig gute Qualität von Nahrungsmitteln und ihre liebevolle Inszenierung auch Dopaminausschüttungen bewirkten. So wie bei den handgemachten Pralinen in Bad Hofgastein.

Ich nahm mir nun beim Einkaufen etwas länger Zeit. »Ich gönne mir etwas« konnte jetzt bedeuten, dass ich zum Obst- und Gemüsehändler fuhr, statt Obst und Gemüse im Supermarkt zu kaufen, und dass ich mir dort süße italienische Cocktailtomaten statt der geschmacksbefreiten Industrieware aus Holland kaufte. Oder dass ich frische Feigen kaufte und frisches Basilikum. Es konnte auch bedeuten, dass ich zum italienischen Delikatessenladen fuhr und mir ein paar Scheiben Salami oder Prosciutto kaufte. Dabei entdeckte ich auch, dass frisches Brot aus dem Holzofen, noch leicht ofenwarm, mit Butter und einer Prise Salz eigentlich viel besser als jeder Schokoriegel schmeckte, der nach dem Verzehr dann auch noch an meinen Inlays klebte. Oder dass ein Stück Ziegencamembert oder frische Rohmilch vom Bio-Laden etwas ganz anderes sind als ein Zuckerdonut oder ein aufgeweichter Burger. Das eine war echte Belohnung, das andere in Wirklichkeit Strafe.

Eine meiner Kolleginnen kochte gerne Wild. Sie hatte an einer Klinik in Vorarlberg gearbeitet und fuhr immer wieder gerne hin. Von früher kannte sie einen Jäger, der ihr noch immer ab und zu ein Reh oder einen kleinen Junghirschen abgab. Sie holte das Wild dann immer per Zug in zwei großen Tiefkühlboxen aus Vorarlberg. »Die Reisen und das Portionieren und Beschriften vor dem Einfrieren kosten viel Zeit«, erzählte sie mir einmal, als wir bei ihr Spaghetti Bolognese mit Reh-Faschiertem aßen. »Aber so esse ich gutes Fleisch von Tieren, die in der Natur gelebt und frisches Gras und Kräuter gefressen haben.«

Sie wirkte richtig euphorisch während dieses köstlichen Mittagessens. Sie meinte, dass sie viel mehr über die Lebensmittel erfuhr, wenn sie direkt beim Erzeuger einkaufte, und erzählte mir, was sie alles gelernt hatte. Etwa wann in Vorarlberg Jagdsaison war, wann heuer der erste Schnee gefallen war, zu welchem Zeitpunkt die Junghirsche weiße Flecken bekamen und warum im vergangen Jahr die Jäger gestreikt hatten. Es war ganz eindeutig, dass das Wild für sie etwas Besonderes war und bei ihr eine dementsprechend hohe Dopaminausschüttung bewirkte. Bei mir, vor allem durch ihre Geschichten, dann auch.

Ich schrieb in meinen Kalender:

> Befasse dich mit deinem Essen. Setze dich damit auseinander, kenne seine Herkunft. Mach dir bewusst, was du womit alles mitisst. Wähle danach aus und iss mit Respekt, indem du dir etwas Zeit dafür nimmst und das Essen zumindest ein bisschen inszenierst.

Mein Belohnungssystem würde es mir mit einer höheren Dopaminbildung danken. Ich schrieb noch einen Satz dazu.

> Wenn du die Geschichte deines Essens kennst und es im Bewusstsein zu dir nimmst, dass es eine gute Geschichte hat, sinkt dein Bedürfnis, dich vollzustopfen.

Das hat gar nichts mit Esoterik zu tun und Nachhaltigkeit ist vielleicht ein angenehmer Nebeneffekt, aber ganz unabhängig davon funktioniert so einfach unser Gehirn.

Bei dem Versuch, mehr Dopamin aus weniger Essen zu gewinnen, hilft auch die Vorfreude. Die Vorfreude auf das Essen ist eine fast ebenso reiche Dopaminquelle wie das Essen selbst.

Neurowissenschaftler haben mit Hilfe der funktionellen Magnetresonanztomographie die Auswirkungen von Vorfreude auf unseren Organismus erforscht. Sie konzentrierten sich dabei auf das Belohnungssystem und maßen die Aktivität der Dopamin-Neurone, also jener Nervenzellen, die das Dopamin bilden. Die höchste Aktivität zeigten sie bei einer unerwarteten

Belohnung, etwa bei einer freudigen Überraschung. Doch gleich danach kam schon die Vorfreude auf eine angekündigte Belohnung. Die Dopamin-Neurone zeigten bei der Ankündigung der Belohnung sogar eine höhere Aktivität, als bei der Belohnung selbst, was den alten Spruch »Vorfreude ist die schönste Freude« erklärt und nahelegt, unser Essen liebevoll zuzubereiten, hübsch anzurichten und zu dekorieren.

Seither nehme ich, wenn ich an einem Freitag Nachtdienst habe und am Samstagmorgen nach Hause komme, immer ein besonderes Frühstück mit. Ich gehe zuerst zum Biobäcker und kaufe frisches Holzofenbrot, Kipferln und Gebäck. Dann gehe ich zum Supermarkt und kaufe Orangensaft, Ziegenkäse und italienische Salami. Zum Schluss gehe ich beim Blumengeschäft vorbei und hole einen kleinen Strauß Rosen. Daheim bereite ich einen schönen Frühstückstisch vor, mit einem weißen Tischtuch, frischen Blumen und manchmal auch mit Honigkerzen. Ich suche meine Lieblingsteller von den Pariser Flohmärkten heraus und Gläser und Tassen, die ich mag. Inzwischen ist das auch so etwas wie ein Ritual geworden.

Obwohl es wirklich nicht einfach war. Manchmal hatte ich nach einem Nachtdienst so einen Kohldampf, dass ich gleich in der Bäckerei eine Wiener Topfengolatsche verdrücken hätte können. Früher machte ich das auch manchmal, nur war ich dann eben die, die heimlich schon gefressen hatte. Meine Vorfreude auf das schöne Frühstück war verdorben. Ich hatte keine richtige Lust mehr, es zuzubereiten.

Doch nun kam der Tag, an dem ich in einer Bäckerei stand und meine für Rationalität zuständigen Hirnteile und mein Belohnungssystem darüber uneins waren, ob ich die

Topfengolatsche zum gleich essen nun nehmen sollte oder nicht. Vor mir stand noch eine Frau mit einem quengeligen Kind in der Warteschlange. Das Kind lief an der Vitrine hin und her und konnte sich nicht entscheiden, was es wollte. Ich war schon etwas genervt, als ich sah, dass die Frau ihre Einkaufstasche auf den Boden gestellt hatte. Darin lag ein großer Strauß Pfingstrosen. Die Diskussion in meinem Gehirn war damit entschieden. Ich würde keine Topfengolatsche nehmen, dafür aber im Blumenladen genau solche Pfingstrosen kaufen. Beide Gehirnteile waren mit dem Kompromiss einverstanden.

Von da an trainierte ich das, im Wissen, dass die Vorfreude auf ein Frühstück wie in einem Wiener Ringstraßen-Hotel bei mir fast so viel Dopamin produziert, wie das Frühstück selbst. Ich versuchte, die Zeit bis zur Mahlzeit zu verlängern und das Essen möglichst stilvoll zu dekorieren. Das brachte mehr Glanz in meinen Alltag und es wäre ja auch wirklich schade um all das Dopamin gewesen, das ich mit einem Schnellfrühstück in der Küche oder gleich in der Bäckerei liegen gelassen hätte.

Je mehr wir eine Mahlzeit inszenieren, desto intensiver kann die Dopaminausschüttung ausfallen. Meine Freundin Romy bereitet ein Frühstück am liebsten genau so zu, wie es früher, als sie noch ein Kind war, ihre Großmutter für sie getan hat. Sie verwendete dazu die Rosen-Teller ihrer Großmutter, die sie geerbt hat. »Allein diese Teller aus dem Schrank zu holen, macht mir schon so viel Freude«, erzählte sie mir einmal, als wir gemeinsam bei ihr im Garten brunchten.

Eine andere Freundin, die einen Sommer an der Côte d›Azur verbrachte und den nächsten in Wien bleiben musste, erzählte mir, wie sie an den vierzig Grad heißen Tagen mit einem passenden Frühstück ihre schönen Erinnerungen an Frankreich am Leben erhielt. Sie stand an solchen Tagen etwas früher auf, während alle noch schliefen, holte Bio-Baguette und kaufte Zitronenmarmelade und frische Feigen. Sie spannte den Sonnenschirm auf und spritzte die Terrasse sogar mit dem Gartenschlauch ab, wie es in Südfrankreich die Kellner der Straßencafés machen, um den Asphalt zu kühlen. Dieses Frühstück, mit *Café Au Lait*, Tartines mit Butter und Zitronenmarmelade und den geschnittenen, weichen, saftigen Feigen, war, als ob sie die Côte d›Azur und ihren Urlaub für eine Stunde mitten nach Wien geholt hätte und es setzte bei ihr jede Menge Dopamin frei.

Meine beiden Freundinnen waren dabei nicht nur Nutznießerinnen des Dopamins, das die Vorfreude produzierte. Wenn uns eine Situation an etwas schönes Vergangenes erinnert, an Frühstücken in unserer Kindheit oder in einem südfranzösischen Straßencafé, kommt es durch eine Aktivierung der vorderen Anteile des Schläfenlappens, in dem wir Erinnerungen und Emotionen abspeichern, zu einer zusätzlichen Dopaminbildung.

Bian Wansink, der Autor von »*Mindless Eating – Why we eat more than we think*«, hat untersucht, was unsere Fantasie in diesem Punkt bewirken kann. Er servierte allen Gästen seines Restaurants den gleichen Wein und sagte den einen, dass er aus Kalifornien komme, und den anderen, dass er aus North Dakota komme. Die Leute, die glaubten, der Wein käme aus Kalifornien, bewerteten seine Qualität besser, blieben im Schnitt zehn Minuten länger und reservierten eher wieder einen Tisch.

Weitere Untersuchungen ergaben, dass Gäste einen Schokoladekuchen geschmacklich deutlich schlechter bewerteten, wenn sie ihn auf einer Serviette statt auf einem Teller serviert bekamen. Kam der Kuchen auf Meißner Porzellan daher, bewerteten ihn die Gäste sogar als exzellent. Viele gaben an, niemals zuvor so einen guten Kuchen gegessen zu haben und waren bereit, den dreifachen Preis dafür zu zahlen.

Die Vorfreude auf das Essen lässt sich mit etwas Geduld auch ganz einfach herstellen. Wenn ich Zeit habe und alleine esse, gönne ich mir oft den Luxus, mich vor dem Essen in die Badewanne zu legen. Das entspannt mich, schafft einen Schnitt zwischen dem Alltag vorher und dem Essen danach und ich kann meine Mahlzeit viel mehr genießen. Das Bad, der Duft des Badeöls, die Kerzen, die Zeitschriften und die Vorfreude auf das Essen haben dann schon jede Menge Dopamin produziert, das ich mir hinterher nicht mehr »eressen« muss.

Dopamin aus anderen Quellen

Nach dem sinnlichen Schokolade-Abend in dem alten Goldgräberhotel von Bad Hofgastein gelang es mir einigermaßen, selbst im größten Arbeitsstress meinem Essen etwas mehr Aufmerksamkeit zu schenken und ich erzielte damit den gewünschten Erfolg. Auf diese Art machte mich das Essen glücklicher, was auch bedeutete, dass ich weniger davon brauchte. Ich konnte für mich als wesentliche Erkenntnis über das Essen notieren:

> Qualität beim >Was und Wie< erhöht die Dopaminausschüttung beim Essen und senkt das Bedürfnis nach Quantität.

Aber natürlich hatte ich nicht immer Zeit, mich so ausgiebig mit dem Essen zu beschäftigen. Als einzige alternative Dopaminquelle würde hübsch inszeniertes Essen nicht reichen. Es gab eine weitere Möglichkeit, mit der ich mich als nächstes beschäftigen wollte. Ich rief mir den Gedanken noch einmal in Erinnerung: Das Belohnungssystem suggerierte mir, mich mit süßem und fettem Essen vollzustopfen und ich fiel darauf herein, weil ich dafür Dopamin kriegen würde. Ich schrieb meine nächste Aufgabe in meinen Kalender.

> Suche alternative Dopaminquellen und komme damit deinem Belohnungssystem zuvor.

Dafür war es an der Zeit, meine Einstellung gegenüber meinem Belohnungssystem zu ändern. Eigentlich war es ja gar nicht der mächtige, perfide Schurke, der mich ständig verführen wollte. Grundsätzlich war das Belohnungssystem etwas Gutes. Ohne Belohnungssystem wären wir außerstande, irgendetwas zu genießen. Zudem hatte es eine sympathische Seite, die ich mir jetzt zunutze machen würde: Es konnte wie ein gutmütiger Kumpel sein, der leicht mit etwas zufriedenzustellen ist. Denn wir haben viele Möglichkeiten, die Bildung von Dopamin im Körper anzuregen und unserem Belohnungssystem ist es im Prinzip egal, welche wir wählen. Die Sache lief so: Entweder ich kümmerte mich um die Beschaffung des Dopamins in meinem Gehirn, oder das Belohnungssystem kümmerte sich selbst darum, indem es meine rationalen Überlegungen unterwanderte. Dabei entschied es sich am ehesten für süßes und fettes Essen, weil das für uns, im Gegensatz zu den Steinzeitmenschen, immer leicht und sofort verfügbar ist.

Ich notierte mir in meinem Kalender eine Liste der Dinge, die uns zur Bildung von Dopamin zur Verfügung stehen.

1. Dopaminquelle Sport

Es gibt dieses Gefühl, nach dem Sport wie auf Wolken zu schweben. Das kommt vom Dopamin. Wir haben dann keinen Heißhunger. Wozu auch? Beim Sport entsteht so viel Dopamin, dass der Faktor Belohnung in unserem Nahrungs-Management keine Rolle mehr spielt und unser Bedürfnis nach Nahrung auf das vernünftige Maß reduziert ist.

Ganz so einfach, wie es jetzt klingt, ist aber auch das nicht. Betreiben wir eine Sportart, die nicht zu uns passt oder uns vielleicht sogar stresst, funktioniert das nicht. Dann produziert unser Gehirn womöglich sogar Cortisol statt Dopamin und das begünstigt wie gesagt die Michelin-Männchen-Optik.

Ich musste also eine Sportart finden, die mir Spaß machte. War das überhaupt möglich? Sport an sich machte mir keinen Spaß, da war die Sportart dann auch schon egal. So hatte ich das zumindest bisher erlebt.

In den folgenden Wochen fragte ich meine Freunde nach ihren Vorlieben und Abneigungen beim Sport. »Ich finde schwimmen in Hallenbädern furchtbar«, sagte meine Freundin Claudia zu mir. »Es ist kalt, dann spritzt einem immer irgendein Idiot Chlorwasser ins Gesicht und das Schlimmste sind die nassen Haare hinterher.«

Für Claudia dominierten eindeutig die negativen Erfahrungen bei diesem Sport. Sie empfand das Schwimmen in Hallenbädern insgesamt als negativ und lukrierte deshalb auch keinen Dopamin-Bonus. Deshalb wurde ihre ursprünglich schon geringe Lust darauf mit weiteren Versuchen nur noch geringer. Im Sinne der Lerntheorie war das ebenfalls ein Beispiel für operante Konditionierung, bloß funktionierte es hier anders herum. Menschen zeigen bestimmte Verhaltensweisen seltener, wenn diese unangenehme Konsequenzen für sie haben. Die Lerntheorie spricht dann von »Verhaltensunterdrückung« oder »Verhaltenslöschung«.

Ich befürchtete, dass bei mir Sport an sich einer Verhaltensunterdrückung oder Verhaltenslöschung zum Opfer gefallen war, aber ich fragte weiter.

Mein Kollege Robert löste die Sache mit den Hallenbädern anders. Er kaufte sich immer vier Wochen vor einer Urlaubsreise eine Monatskarte, die in allen städtischen Bädern galt. »Wenn ich die Karte bereits habe, gehe ich eher hin«, erzählte er mir. »Ich schwimme jeweils fünfundzwanzig Minuten, manchmal auch in der Mittagspause, und fühle mich danach den ganzen Tag gut. Wenn wir dann in Thailand zwischen den Inseln herumfahren, bin ich fitter und tue mir bei allem leichter. Schwimmen, Schnorcheln, Kanufahren, das alles macht mir dann auch mehr Spaß.«

Für Robert überwogen beim Schwimmen die positiven Erlebnisse. Er reduzierte dabei seine Stresshormone und produzierte Dopamin. Nasse Haare störten ihn nicht und die anderen Schwimmer bemerkte er kaum. Für ihn war das Schwimmen insgesamt also ein angenehmes Erlebnis. Im Sinne der operanten Konditionierung zeigte er das Verhalten, sich ins Schwimmbad aufzumachen, deshalb öfter. Das Fachwort dafür ist »Verhaltensverstärkung«.

Anders ausgedrückt: Wenn uns eine bestimmte Sportart keinen Spaß macht, können wir uns, je nach Willensstärke, ein, zwei oder drei Mal dazu überwinden. Aber längerfristig? Keine Chance. Zum Glück. Denn was uns keinen Spaß macht, tut uns auch nicht gut.

Sport war wie gesagt immer ein leidiges Kapitel in meinem Leben gewesen. Andererseits hatte sich in meinem Leben inzwischen einiges geändert. Ich war leichter geworden, hatte mehr Energie und meine neue Art zu Essen tat mir gut. Gab es vielleicht doch eine Sportart, die zu mir passte?

Ich mochte allerdings schon die Worte »Sport« und »Sportart« nicht. Ich hatte bisher immer fröhliche Model-Geschöpfe damit assoziiert, die mit strahlendem Lächeln in neonfarbenen Gymnastikanzügen herumsprangen, oder Läufer, die bei fünfunddreißig Grad Mittagshitze mit hochrotem Kopf und schweißüberströmt auf glühendem Asphalt joggten. Ich hatte an Schwimmerinnen mit Popeye-Schultern gedacht und an Menschen, die ihre gesamte Freizeit in Fitness-Studios verbrachten. Das war alles nichts für mich und würde nie etwas für mich sein.

Wenn ich wusste, dass ich am nächsten Tag Sport machen musste, fühlte sich das so ähnlich an wie eine bevorstehende Wurzelbehandlung, wie etwas, das ich besser schnell hinter mich brachte. Das einzig Schöne am Sport war für mich, wenn ich ihn hinter mir hatte. Gefreut hatte ich mich noch nie darauf.

Ich würde jetzt also auch nicht mit Sport anfangen, aber ich hatte einen anderen Plan. Einen, der mir gleich viel besser gefiel. Ich schrieb ihn in meinen Kalender.

Ich mache mehr Bewegung.

Der Begriff »Bewegung« war mir lieber als der Begriff »Sport«. Er hörte sich viel besser an. Ich hatte nie etwas gegen Bewegung gehabt. Ich bewegte mich ja gerne. Was sollte ich also tun, um mich jetzt mehr zu bewegen?

Ich wollte vorsichtig sein. Nur nicht übertreiben. Mir jetzt nur keine olympischen Ziele setzen, die mich dann doch nur stressen würden. Ich wollte so vorgehen wie beim Umprogrammieren der Basalganglien, also mit einer kleinen Sache anfangen, wie es zuvor die nur noch drei Mahlzeiten täglich gewesen waren. Bei einer kleinen Sache würde ich dann auch trotz meines sonstigen täglichen Pensums über die erste Woche hinaus bleiben können. Auch dann, wenn einmal die Kinder krank waren, mein Mann mich ins Restaurant einlud oder eine Freundin eine Beziehungskrise hatte und getröstet werden wollte. Was konnte diese kleine Sache sein?

Wie bei den drei Mahlzeiten dachte ich wieder darüber nach, was ich in dem Zusammenhang aus meiner Kindheit kannte. Zuerst tauchten meine furchtbaren Erinnerungen an die Turnstunden auf. Die endlosen Runden Dauerlauf und dann, noch schlimmer, das leidige Volleyball. Ich stand immer in der Mitte des Feldes und der Ball flog mir mit gefühlten zweihundert Stundenkilometern um die Ohren. Ich hatte immer Angst vor dem Ball. Wenn ich mich nicht einfach bückte, sprang ich zur Seite, was mich innerhalb des Teams nicht gerade beliebt machte.

Doch da war noch eine andere Erinnerung. Meine Eltern hatten mit uns Kindern manchmal Radtouren unternommen. Dann waren wir zum Beispiel am Neusiedlersee gewesen, wo die Radwege flach sind. Wir hatten in dieser burgenländischen Schilflandschaft Graugänse gesehen, weiße Rinder und Mangalica-Schweine. Am Ende der Radtour gab es dann immer einen großen Eisbecher zur Belohnung, Vanilleeis mit heißen Himbeeren oder Bananensplit. Radfahren war etwas, das ich tief in meinem Temporallappen als positive Erinnerung gespeichert haben musste.

Im Keller stand noch ein verstaubtes Mountainbike, das ich im Zuge einer Diät einmal auf *eBay* ersteigert hatte. Einmal pro Woche eine kleine Runde mit dem Fahrrad, das kam mir wie ein realistisches Ziel vor. Das wäre auch mit den Kindern und dem Job auf die Reihe zu kriegen, dachte ich. Wenn ich es auf die Reihe kriegte, musste aber auch etwas für mich dabei herausschauen, wie bei den drei Mahlzeiten das Buch. Ich wusste auch schon, was. In der Auslage eines *Nike*-Ladens hatte ich eine knallbunte, mit Graffiti-Mustern bedruckte Sporthose gesehen. Die gehörte zur Frühlingskollektion. Spätestens zum Sommerschlussverkauf wollte ich mir diese Short kaufen, als Belohnung für mindestens einmal wöchentliches Radfahren. Besser war es, wenn ich früher so weit war, sonst schnappte mir noch irgend so eine Fitness-Tussi mit Zahnpastalächeln das Teil weg.

Ich staubte das Mountainbike ab und pumpte die Reifen auf. Tatsächlich fuhr ich von da an einmal die Woche damit, entweder auf den vielen Wiener Radwegen oder an den Wochenenden am Neusiedlersee. Ich fuhr ganz gemütlich dahin. Es war kein Sport, es war Bewegung, die Spaß machte. Ich brauchte mich nicht extra dafür zu motivieren, schuf aber bei jeder Wochenplanung zur Sicherheit ein Zeitfenster dafür.

Nach einigen Wochen dachte ich bereits darüber nach, tägliche Wege, zum Beispiel den zur Klinik, auf dem Rad zurückzulegen. Ich schätzte, dass ich zur Klinik dreißig Minuten brauchen würde, was für meine Verhältnisse lang war, außerdem war Wien nicht so flach wie das Burgenland. Mindestens ein Drittel des Hinwegs führte bergauf.

Schon beim Kauf des Mountainbikes hatte ich überlegt, damit zur Klinik zu fahren. Mit den Ausreden, die mich dann doch immer den Bus nehmen ließen, hätte ich ein ganzes Buch füllen können.

Zu heiß.

Zu kalt.

Es könnte regnen.

Im Bus kann ich meine E-Mails und Facebook-Nachrichten lesen.

Wenn ich Rad fahre, kann ich meine neuen Röcke und Kleider nicht anziehen.

Wenn ich einen Unfall hätte, könnte ich ein Schädelhirntrauma erleiden und auf der Neurochirurgie landen.

Ich werde schwitzen und das Duschen vor der Arbeit dauert zu lange.

Aber diesmal wollte ich es einfach probieren. Ich war nicht gerade fit, da musste ich mir nichts vormachen. Deshalb plante ich für die Dreißig-Minuten-Strecke beim ersten Mal fünfundvierzig Minuten ein und dazu die Zeit, die ich hinterher für eine ausgiebige Dusche brauchen würde.

Die ersten Male waren hart. Ich kam immer schweißüberströmt und mit knallrotem Kopf in der Klinik an. Einmal war ich so klatschnass geschwitzt, dass mich ein Oberarzt fragte, ob ich aus dem Schwimmbad käme. Einmal feuerten mich Patienten von der Terrasse eines Pavillons aus an, als sie mich abgekämpft daher strampeln sahen.

Doch rasch bemerkte ich, was das für ein schönes Gefühl war, frisch geduscht in der Morgenbesprechung zu sitzen, hellwach und mit dem Wissen, bereits etwas für mich getan zu haben, während meine Kollegen kannenweise Kaffee trinken mussten, um in die Gänge zu kommen. Während die anderen griesgrämig waren, kam ich im Dopaminrausch in die Morgenbesprechung. Ärger prallte in diesem Zustand viel leichter von mir ab. Streitereien, Dienstausfälle, mühsame Patienten, das Negative, das die meisten Morgenbesprechungen füllte, kam gar nicht an mich heran. Das Dopamin wirkte wie ein Schutzschild.

Auf dem Heimweg war ich mit dem Rad sogar schneller als mit dem Bus, weil ich keine Wartezeiten mehr hatte und es zurück bergab ging. Radfahrer, Busse und Taxis hatten gemeinsam eine Spur, auf der Autos nicht fahren durften. Die wurde für mich zu einer richtigen Rennstrecke in die Innenstadt. Ich setzte mich einfach nach der Arbeit aufs Rad und strampelte los. Mit etwas Glück an den Ampeln war ich in zehn Minuten zu Hause.

Gemäß der Lerntheorie brachten meine positiven Erfahrungen eine Verhaltensverstärkung mit sich. Ich fuhr immer öfter mit dem Rad in die Klinik. Ich verbesserte auch meine Art, Rad zu fahren. Der Rucksack nervte mich bald, ich wollte meine Handtasche aber nicht in einen Fahrradkorb legen. Also kaufte ich mir azurblaue Radtaschen, die ich einfach auf den Gepäckträger hängen konnte. Rasch war es für mich zur beinahe täglichen Routine geworden, meine Sachen für die Arbeit in die Radtasche zu packen. Ich dachte gar nicht mehr darüber nach, ob ich den Bus oder das Rad nehmen sollte.

Ich war nun auch so fit, dass ich, wenn ich bergauf einen leichten Gang einlegte, gar nicht mehr schwitzte. Auch die Unbilden des Wetters störten mich nicht mehr so sehr. Einmal geriet ich auf dem Heimweg in einen Wolkenbruch. Eine Sekunde lang tröpfelte es und in der nächsten prasselte ein gewaltiges Sommergewitter auf mich herab. Als ich schon völlig durchnässt war, fing ich an, es zu genießen. Es machte mir, wie meinen Kindern mit ihren Rädern, sogar Spaß, mitten durch die Pfützen zu fahren. Zu Hause hängte ich im Glücksrausch meine gesamte Kleidung auf den Wäschetrockner.

Die *Nike* Graffiti-Short in pink, violett und, zur Tasche passend, azurblau, lag zu diesem Zeitpunkt längst in meinem Schrank, doch meine wahre Belohnung bekam ich im Sommer, als ich mit meinen Töchtern und einer ihrer Freundinnen mit der Straßenbahn zum Freibad fuhr.

Obwohl es erst 8 Uhr 30 morgens war, knallte die Sonne bereits auf den Asphalt. Vierunddreißig Grad waren angesagt. Es war Samstag und ich wollte den Tag ruhig angehen, weil ich am Sonntag Dienst haben würde. Das bedeutete auch, mit den Mädchen schwimmen zu gehen, solange der Tag noch jung war und noch nicht die Menschenmassen in die städtischen Bäder strömten.

»Ich hasse Radfahrer«, sagte die Freundin meiner Töchter, als gerade einer vorbei flitzte. »Gestern hätte mich einer fast umgestoßen, als ich ein Eis gegessen habe. In der Fußgängerzone! Frechheit.«

Ich argumentierte, dass Städte mit weniger Autos schöner wären und natürlich damit, dass das Radfahren umweltfreundlicher wäre. Als sie nicht überzeugt war, brachte ich mein Killer-Argument. »Außerdem ist Radfahren gut für die Figur«, sagte ich. »Ich fahre erst seit zwei Monaten regelmäßig, aber ich merke schon, dass meine Oberschenkel straffer werden. Schaut mal!«

Ich betastete demonstrativ meine Oberschenkel. Meine älteste Tochter reagierte neugierig. »Stell dich mal ganz gerade hin!«, sagte sie. Als ich das tat, fing sie zu kreischen an. »Du hast eine *thigh gap*! Wow, du hast eine *thigh gap*!«

»Ich habe eine was?« Ihrer Aufregung nach musste eine *thigh gap* eine unangenehme Infektionskrankheit sein.

»Eine *thigh gap* ist eine Lücke zwischen den Oberschenkeln, wenn man aufrecht steht«, sagte meine Tochter. »Ich glaube es einfach nicht, nach fünf Kindern hast du eine *thigh gap*. Ich hasse dich!«

Wir mussten alle lachen und während wir weiter zum Schwimmbad gingen, erklärte mir meine Tochter, was es mit der *thigh gap* auf sich hatte. »Auf *YouTube* gibt es fast keine Fitnessvideos für eine *thigh gap*«, erzählte sie, »nur eines von einer Tussi, die selbst gar keine hat. Normalerweise haben nur extrem Dünne oder Magersüchtigen eine.«

Zu Hause googelte ich »*thigh gap*«. Ich fand viele Warnungen, eine *thigh gap* sei unnatürlich, ein gefährlicher neuer Magertrend, ein Weg zu Essstörungen. Eine *thigh gap* sei nur durch Hardcore-Diäten und extremes Fitnesstraining zu erreichen, las ich weiter. Ich schaltete den Computer ab und sah mein Spiegelbild am dunklen Bildschirm. Ich dachte an den Typen im Bus, der mich eine »Blade« genannt hatte.

Weich aus, Blade!

Es war ein Triumph. Der Triumph einer Frau, die nach wie vor Light-Produkte hasste und Spaghetti mit Fleischsauce, fetten Entenbraten und Mousse au Chocolat liebte.

Trotzdem wäre ich nie auf die Idee gekommen, Freundinnen das Radfahren zu empfehlen. Der Satz »Fahr doch einfach auch mit dem Rad zur Arbeit, dann brauchst du dir nicht mehr so viel Dopamin vom Essen zu holen und kriegst auch noch straffere Oberschenkel« wäre mir nie über die Lippen gekommen. Ich konnte meinen Freundinnen in Sachen Bewegung nur eine Frage stellen.

Was macht dir Spaß? Welches Kind steckt in dir?

Mich hatten derartige Anweisungen ja selbst immer genervt. Joggen Sie, steigen Sie Stufen! Fahren Sie mit dem Rad zur Arbeit! Ich hatte mich auch oft gefragt, was diese sogenannten Experten sich eigentlich herausnahmen, jemandem, von dem sie keine Ahnung hatten, den sie nicht kannten, etwas zu verordnen. Diese Leute nützten kaltschnäuzig die Verzweiflung der Übergewichtigen aus. Klar, manche von ihnen hatten zwanzig Kilo abgenommen und konnten damit eine Erfolgsgeschichte vorweisen. Das bedeutete aber nur, dass sie für sich selbst eine Lösung gefunden hatten. Es bedeutete nicht, dass sie auch für andere eine hatten. Nur wir selbst können uns sinnvolle Ernährungs- und Bewegungs-Programme verordnen. Denn nur wir selbst können wissen, was bei uns eine Dopaminausschüttung bewirkt und damit diesen Kreislauf aus mehr Bewegung, mehr Dopamin, mehr Motivation, noch mehr Bewegung und noch mehr Dopamin auslöst.

Ich sprach an der Klinik mit Patienten über diesen Kreislauf und suchte mit ihnen gemeinsam nach einer Art der Bewegung, die in ihrem Temporallappen gespeichert und abrufbar war. Es gab welche, bei denen ich nicht fündig wurde. Denen sagte ich, dass sie auch mit etwas ganz Neuem anfangen könnten. Zum Beispiel mit etwas, das sie schon immer lernen wollten, aber dann doch nie gelernt hatten.

Ich kenne eine Frau, die mit zweiundvierzig Jahren klassisches Ballett lernte. Sie hatte das schon als Kind gewollt, aber ihre Eltern waren dagegen gewesen. Die waren leidenschaftliche Tennisspieler gewesen, spielten sogar in Turnieren und schickten ihre Tochter statt ins Ballett in einen Tenniskurs nach dem anderen. Doch mit zweiundvierzig überwand sie sich und erfüllte sich ihren alten Traum, indem sie sich in einen Ballett-Grundkurs einschrieb. »Es erforderte zuerst sehr große Überwindung, mich mit den viel jüngeren Anfängern an die Ballettstange zu stellen, aber schließlich war ich mit Eifer dabei«, erzählte sie mir.

Viele Menschen haben zumindest schon einmal darüber nachgedacht, eine bestimmte Sportart zu lernen, und es dann doch nie getan, vielleicht, weil sie sich lächerlich vorgekommen wären, oder weil ihr Partner oder ihre Partnerin gelästert hätten. Doch es ist nie zu spät dafür. Gregor und ich lernten in Thailand einmal einen ehemaligen Bauchchirurg kennen, der in der Rente das Tauchen entdeckt hatte und inzwischen die schönsten Tauchparadiese so gut kannte, dass er ein kleines Taucherhotel aufmachen konnte.

Als ich bei einem Kongress Nina wieder traf, mit der ich in Bad Hofgastein die Sinnlichkeit von Schokolade entdeckt hatte, erzählte ich ihr von meiner Arbeit an diesem Buch. »Sport muss Spaß machen«, sagte ich zu ihr. »Sport darf niemals etwas mit Quälerei zu tun haben. Er muss Dopamin freisetzen, sonst bewährt er sich längerfristig nicht.«

Nina erzählte mir, dass sie sich nur zu sportlichen Aktivitäten überwinden kann, bei denen Musik eine Rolle spielt. »Ich gehe in Retro-Gymnastik«, gestand sie mir. »Da spielen sie Musik der Siebziger- und Achtzigerjahre, Lieder wie »*It's Raining Men*« und »*What a Feeling*«. Ich weiß, das hört sich richtig peinlich an, aber zu diesen Liedern herumzuspringen macht mir großen Spaß. Ich bin danach schweißgebadet und richtig gut drauf.«

Auf dem gleichen Kongress erzählten mir drei Assistenzärzte vom »Wildsau Dirt Run«. Das war ein Ausdauerlauf durch dreckiges Gelände, durch Wälder, Wiesen und Flüsse, an dem sie jedes Jahr teilnahmen. Auf ihren Handys zeigten sie mir Fotos vom Vorjahr, die sie schlammbedeckt in Wassergräben zeigten, durch Sümpfe robbend und über Holzstapel springend. Wer alles schaffte, durfte sich hinterher »Wildsau« nennen. Schon alleine das Erzählen machte sie ganz euphorisch. Es war ganz klar, dass sie beim »Wildsau Dirt Run« jedes Jahr gewaltig Dopamin bildeten.

In einer Nachmittagspause kam ich mit der Kongresssekretärin, Karoline, ins Gespräch. Sie hatte zwei Huskies dabei. Huskies sind Schlittenhunde, die eine Menge Auslauf brauchen. Ich fragte sie, wie sie es mit solchen Hunden in der Stadt schaffte. »Meine Hunde sind wie Trainer für mich«, sagte sie. »Die haben kein Erbarmen. Denn sie brauchen jeden Tag mindestens zwei Stunden Bewegung. Wir machen *Trail running*, so nennen sie das jetzt jedenfalls in den Fitness-Magazinen. Wir joggen auf Wanderwegen.«

Als ich wieder im Zug von dem Kongress Richtung Wien saß, dachte ich über die vielen interessanten Menschen und ihre Art, Bewegung zu machen, nach. Ich sah aus dem Fenster und überlegte, was es für lustige und verrückte Möglichkeiten gab, aktiv zu sein und sich zu bewegen. Spaß zu haben, Energie zu haben, frei zu sein und dabei niemand anderer zu werden, sondern nur eine bessere Version von sich selbst.

2. Dopaminquelle alles Schöne

Dinge, die wir als schön empfinden, wirken auf unser Belohnungszentrum. Die Beobachtung der Gehirnaktivität von Menschen, die Kunstwerke betrachteten, hat ergeben, dass Kunstwerke, die sie selbst zuvor als schön eingestuft hatten, ihr Belohnungssystem aktivierten, während Kunstwerke, die sie als unschön eingestuft hatten, das nicht taten. Die Wissenschaftler Semir Zeki vom *Wellcome*-Labor für Neurobiologie in London und sein Kollege Tomohiro Ishizu haben in einer im Fachblatt *PLoS ONE* veröffentlichte Studie zudem das alte Sprichwort bewiesen, dass Schönheit im Auge des Betrachters liegt. Was wir als schön empfinden, hängt von vielen Faktoren wie kulturellen Prägungen und gesellschaftlichen Vorgaben ab. Jeder Mensch empfindet etwas anderes als schön und es müssen nicht immer Kunstwerke sein.

Auf der Suche nach neuen Dopaminquellen schrieb ich eine weitere Frage in meinen Kalender.

Was empfinde ich als schön?

Einer meiner Kollegen von früher, ein Neurochirurg, liebte Oldtimer und schraubte in seiner Freizeit daran herum, so wie er beruflich an den Gehirnen anderer Menschen herumschraubte. Einer unserer Oberärzte mochte Uhren. Seine Flüge buchte er gerne so, dass er in Dubai umsteigen musste.

Dort gab es seiner Meinung nach die besten Duty-free-Shops. Ich beneidete Menschen wie den Neurochirurgen und den Oberarzt immer ein bisschen um ihre Leidenschaft für bestimmte Dinge, ich selbst hatte aber nie eine empfunden. Das erschwerte die Antwort auf meine Frage. Konnte es wirklich sein, dass ich nicht wusste, was ich schön fand?

Bei unserer nächsten Reise nach Südostasien stiegen Gregor und ich in Abu Dhabi um und hatten Zeit, uns die Duty-free-Shops selbst anzusehen. Es war vier Uhr morgens und uns blieben zwei Stunden zum Anschlussflug.

In einem *Burberry* Laden entdeckte ich einen weinroten Wintermantel. Es war keiner von den typischen *Burberry* Trenchcoats für die Übergangszeit, sondern ein richtig dicker Wintermantel aus weicher Wolle. Das Traum-Teil kostete auch etwa drei Mal so viel wie die beigen oder schwarzen Trenchcoats, die auch nicht ganz billig sind. »Der ist eher für zierliche Asiatinnen geschnitten«, sagte Gregor, »willst du ihn wirklich anprobieren?«

Es gab ihn nur in dieser einen Größe und Gregor hatte logisch betrachtet recht. Da ich in diesem Moment aber nicht logisch dachte, zog ich trotzdem den Mantel an, der mir an den Armen um ein paar Zentimeter zu kurz war. Und es zahlte sich auch aus, schon allein wegen des Gefühls, diese Wolle auf meinem Körper zu tragen.

Dass ich gegen 4 Uhr 30 morgens diesen Mantel probierte, veränderte meinen Tag. Der Anblick, das Tragegefühl und das Bewusstsein, dass es auf dieser Welt guten Geschmack und edle Materialien gab, bewirkten bei mir eine Ausschüttung von Dopamin.

Die Situation erinnerte mich an eine Kollegin, die vor mehr als zehn Jahren einen weißen *Louis Vuitton*-Kalender zum Geburtstag bekommen hatte. »Jedes Jahr überlege ich aufs Neue, ob ich mir die Kalendereinlagen wieder leisten soll, weil sie so verdammt teuer sind«, erzählte sie mir einmal, »aber dann kaufe ich sie doch. Denn ich liebe diesen Kalender.«

Ich hatte vollstes Verständnis für sie. Der Anblick des weißen *Louis Vuitton*-Kalenders mit dem goldenen Rand löste selbst bei mir eine kleine Dopaminausschüttung aus, wenn sie ihn bei der Dienstplaneinteilung auf den Tisch legte.

Das brachte mich der Einsicht näher, was ich selbst schön fand. Eigentlich war es keine Einsicht, sondern eher ein Eingeständnis, denn ich kam mir damit im Vergleich zu Kunstkennern und selbst zu Oldtimer-Fans und Uhren-Sammlern ein wenig oberflächlich vor. Ich schrieb in meinen Kalender.

Ich liebe schicke Mode.

Dann korrigierte ich den Satz noch einmal, weil er so anspruchsvoller klang:

Ich liebe schicke Mode und edle Designs.

Ich erinnerte mich daran, dass ich Spaziergänge durch die Wiener Innenstadt schon immer als besonders entspannend empfunden hatte. Sobald ich die Schaufenster von *Dior*, *Gucci*, *Dolce Gabbana*, *Yves Saint Laurent* und *Louis Vuitton* sah, ging es mir besser. Diese Kleider, Taschen, Jacken und Mäntel waren für mich Lichtblicke. Sie waren so elegant und anmutig. Wahrscheinlich ist der anhaltende Erfolg von Frauenmagazinen auf die evolutionäre Konzeption unseres Belohnungssystems zurückzuführen, dachte ich. Der Anblick der darin abgebildeten Mode und anderer schöner Dinge bewirkt eine Ausschüttung von Dopamin, der sich die wenigsten Leserinnen dieser Magazine und wahrscheinlich nicht einmal deren Macher richtig bewusst sind.

Aus diesem Grund fing ich an, mir auf *YouTube* immer wieder Modeschauen anzusehen oder nebenbei, während ich am Computer zu arbeiten hatte, ein zweites Fenster zu öffnen, auf dem sie liefen. Das Dopamin, das sie bei mir freisetzten, motivierte mich und machte mich ausgeglichener.

Auch etwas für den eigenen Körper und die eigene Schönheit zu tun, setzt Dopamin frei. Tom Ford sagte einmal: »An schwierigen Tagen nehme ich mir extra viel Zeit für Haare und Kleidung. Wenn ich dann an mir herunterschaue und sehe, wie meine Schuhe glänzen, weiß ich sicher, dass die Welt nicht untergehen wird.«

Meine Freundin Elsa geht alle zwei Monate zum Friseur und folgt dabei einem speziellen Ritual. Sie setzt Friseurtermine prinzipiell nach einem Nachtdienst an, weil vormittags auch in den besten Friseursalons weniger los ist. Zudem motiviert sie der Gedanke, dass sie am nächsten Morgen zum Friseur gehen wird, dann die ganze Nacht, egal wie viel an der Station los ist.

Sie genießt ihren Friseurtermin von dem Moment an, in dem sie den Laden betritt. Da sind lauter freundliche, schön frisierte Menschen, jemand nimmt ihr die Jacke ab, führt sie zu ihrem Platz und reicht ihr Kaffee und Zeitschriften. Überall wird geföhnt, frisiert, manikürt. Sie fühlt sich immer ein bisschen wie backstage bei einer Modeschau. Sie liebt es, die Haare gewaschen zu bekommen, den Geruch des Shampoos, die Kopfmassage, die frische Farbe. »Die Haarkur braucht zehn Minuten, um einzuziehen und ich mache in diesen zehn Minuten tatsächlich nichts anderes, als die Haarkur einziehen zu lassen, als wäre das die allerwichtigste Sache der Welt«, erzählte sie mir einmal.

Elsa denkt dabei bestimmt nicht daran, dass sie gerade etwas für ihre Figur tut. Genau das ist aber der Fall. Für mich sind Streifzüge durch Luxusläden gut für die Figur und für sie Friseurtermine. Denn das Dopamin, das wir produzieren, ist immer das gleiche, egal, warum und in welcher Situation wir es produzieren. Mit dem Dopamin von diesen kleinen Abenteuern im Blut brauchen wir, wenn wir unseren Zuckerspiegel in Ordnung haben, endgültig keinen Stopp beim nächsten *Starbucks* auf einen *Gingerbread Latte* oder einen *Caramel Macchiato* mehr.

3. Dopaminquelle neue Ziele

»Denken Sie nicht an ein Krokodil!«

Natürlich denken wir alle sofort an ein Krokodil, wenn wir diesen Satz hören. Genauso ist es mit dem Essen. Wenn wir uns vornehmen, nicht ans Essen zu denken, tun wir es erst recht.

Meine kleinen Töchter waren einmal so ins Duplo Spielen vertieft, dass sie ganz aufs Essen vergaßen. Sie bauten das Boot von Peter Pan inmitten einer Gartenlandschaft mit Blumen und Rehen. Später hörte ich eine von ihnen am Klo weinen. Sie war so ins Spielen vertieft gewesen, dass sie es nicht mehr rechtzeitig geschafft hatte, sich die Hose herunterzuziehen.

Wenn wir wollen, dass sich unser Gehirn nicht ständig mit Essen beschäftigt, müssen wir ihm etwas anderes bieten, womit es sich beschäftigen kann. Am besten eine Betätigung, bei der wir uns vertiefen können wie ein kleines Kind beim Spielen.

Ich konnte mich zum Beispiel stundenlang damit beschäftigen, Reisen zu planen. Die Fernreisen, die Sommerurlaube, die verlängerten Wochenenden – ich las bei Online-Buchhändlern die Kritiken von Reiseführern, bestellte und las Reiseführer, Reiseberichte und Hotelkritiken, sah mir im Internet Bilder an oder Wohnungen und Ferienhäuser auf *Airbnb*. Ich tauchte bereits viele Wochen vor Reisebeginn in das ferne Ziel ein. Der Neurochirurg, der Oldtimer liebte, bezog sein Dopamin nicht nur aus der für ihn bemerkenswerten Schönheit dieser Fahrzeuge, sondern auch aus der Beschäftigung damit, dem Reparieren und Reinigen, in der er ganz aufging.

Derartige Beschäftigungen halten uns aber nicht nur davon ab, ständig ans Essen zu denken, sie bewirken auch selbst eine Dopaminausschüttung.

Wann immer wir etwas tun, das wir richtig gerne tun, produzieren wir Dopamin.

Ich glaube, wenn wir uns entscheiden, unsere Ernährung zu ändern, hilft uns ein Ziel. Ich meine damit nicht nur das Ziel, abzunehmen, sondern eines, das den durch das wegfallende ständige Essen zwangsläufig frei werdenden gedanklichen und zeitlichen Raum füllt und uns antreibt. Das Ziel, eine neue Sportart zu erlernen, passt da gut dazu, aber auch zum Beispiel das Ziel, eine Sprache, ein Instrument oder Fotografieren zu lernen, einen Gemüsegarten anzulegen oder zu reisen. Was immer das Kind in uns gerne tun würde, wird uns dabei helfen, weniger ans Essen zu denken und aus einer unerschöpflichen Quelle Dopamin zu beziehen.

4. Dopaminquelle Natur

Jedes Jahr zu Weihnachten spielt der Song »*Last Christmas*« von Wham! allein über die Radiosender mehrere Millionen Dollar ein. Das Video erzielte auf *YouTube* mittlerweile mehr als hundert Millionen Klicks. Was ist es, das uns an diesem Lied und dem Video dermaßen fasziniert? Die Band drehte das Video in den Schweizer Bergen. Es zeigt eine Gruppe von Freunden, die in einer abgeschiedenen Blockhütte Weihnachten feiern. Sie schmücken den Christbaum, heizen den Holzofen ein, veranstalten ein riesiges Abendessen, laufen in den Winterwald, werfen Schneebälle und bauen Schneemänner. »Jeder will solche Weihnachten erleben«, sagte meine Freundin Tanja dazu, «jeder will die Geselligkeit mit der Familie oder Freunden, die Liebe, und jeder will die Natur.«

»Was gefällt euch so an dem Video?«, fragte ich meine Kinder.

»Der viele Schnee und die Berge und gemeinsam Weihnachten feiern«, sagte mein Sohn, »und wie sie herumlaufen und Schneeballschlachten machen.«

»Und dass sie dann wieder in der warmen Hütte sind«, sagte meine Tochter.

Ich glaube, dass uns »*Last Christmas*« nach all den Jahren noch immer so fasziniert, weil das Video einige unserer wichtigsten menschlichen Grundbedürfnisse inszeniert: das Bedürfnis nach Gemeinschaft, nach Nähe, nach Liebe, und das Bedürfnis nach Natur, das ähnlich groß ist. Gerade in der Vorweihnachtszeit, die uns nachdenklich macht, treten diese Bedürfnisse stärker hervor als während des übrigen Jahres.

Vielen von uns ist auch in der Vorweihnachtszeit nicht bewusst, wie wichtig uns die Natur ist und auf welche merkwürdigen Arten wir sie unbewusst suchen. Wir kaufen Adventkränze aus Plastik oder legen Tannenzweige, die mit künstlichem Schnee besprüht sind, auf unsere Tische und Fensterbretter. Wir kaufen uns Synthetik-Pullover mit Winterlandschaften, Schneeflocken und Elchen. Die Dezemberausgaben der Frauenzeitschriften sind voll mit Artikeln über Skigebiete in 2.800 Metern Seehöhe, Schlittenfahrten, Schneeschuhwanderungen und Bildern verschneiter Winterlandschaften. Bücher wie »Der Mann und das Holz«, in denen es ums Bäume fällen, Holz hacken und mit Holz heizen geht, bedienen unser Bedürfnis und sind Bestseller.

Wir suchen das »*Last Christmas*«-Gefühl, meist ohne es zu finden. Denn die wirkliche Natur, die Abgeschiedenheit einer Berghütte und der tiefe Wald lassen sich nun einmal nicht bei einer Einkaufstour beschaffen. Im Sommer gelingt es uns ein bisschen besser. Da verbringen wir gerne Zeit am Meer und es reicht uns oft schon ein relativ simples Leben. Schwimmen und in der Sonne oder im Schatten von Pinien oder Palmen liegen, mehr brauchen wir dann meistens nicht.

»Die Erfahrung der Natur kann unser Gehirn in einen anderen Modus schalten, in dem quälende Gedanken verschwinden, Probleme in den Hintergrund treten und Glücksgefühle auftauchen«, schreibt Clemens G. Arvay in seinem Buch »Der Biophilia-Effekt – Heilung aus dem Wald«. Er erklärt dies mit der Faszination, die Natur auf uns ausübt. Diese Faszination geschieht mit uns einfach so, ohne unser Zutun und ganz ohne Anstrengung. Denn die Natur ist voller Eindrücke, die unsere Aufmerksamkeit auf natürliche Weise auf sich ziehen. Nicht zufällig bekommen Naturaufenthalte bei der Heilung seelischer Krankheiten immer mehr Bedeutung. Vor allem Depressionen können sie erfolgreich eindämmen. Einer der Gründe dafür ist, dass wir bei Aufenthalten in der Natur Dopamin ausschütten.

Die Ursachen für die starke Wechselwirkung zwischen Mensch und Natur liegt wie so vieles in der Evolution. »Dass uns Abläufe in der Natur, oder auch Tiere, Pflanzen, Berge, Wolkenstimmungen und vieles mehr so faszinieren und mit uns in Resonanz gehen, hängt damit zusammen, dass unser Gehirn über Jahrmillionen an die Reize aus der Natur gewöhnt und angepasst ist«, schreibt Arvay. »Abgesehen davon, dass die Natur also ein evolutionäres Zuhause versinnbildlicht, vermögen natürliche Phänomene eine Imposanz und Schönheit zu erreichen, an die menschliche Bauwerke und Artefakte nur schwer herankommen. Sicher, die chinesische Mauer ist durchaus imposant und beeindruckend, ebenso wie der weltberühmte Goldene Pavillon aus dem Jahr 1395 in Kyoto oder der Big Ben in London. Auch Pyramiden vermögen zu faszinieren und sind gigantische Leistungen früherer Kulturen. Aber vergleichen wir all diese beeindruckenden Bauwerke mit der Erfahrung, auf einem Gipfel im Hochgebirge zu stehen und in die unendliche Weite der Berglandschaft zu blicken, während ein Bussard hoch über uns seine Kreise der Freiheit zieht. Es gibt wohl niemanden, der es noch nie am eigenen Leib erlebt hat, welche tiefe Faszination und welche Ehrfurcht der Anblick der Natur in uns auslösen kann.« Diese Worte von Clemens G. Arvay zeigen, welchen Einfluss das Dopamin haben kann und welche Liebe wir zu den Dingen, die Dopamin bei uns auslösen, entwickeln.

5. Dopaminquelle Musik

Wir alle haben Phasen im Leben, in denen wir zum Beispiel aus beruflichen Gründen besonders viel Stress haben. Bei Handelsmitarbeitern kann das der Stress in der Vorweihnachtszeit sein, bei Studenten die Zeit vor Prüfungen oder bei Mitarbeitern der Wiener Nobelfriseure der Nachmittag vor dem Opernball. Ich kenne das als Autorin, wenn der Abgabeschluss eines Manuskriptes bevorsteht. Dann muss ich in kurzer Zeit sehr viel tun und gleichzeitig die Nerven bewahren, um konzentriert und kreativ bleiben zu können. In solchen Phasen hatte ich immer den Eindruck, dass Musik stärker auf mich wirkte als sonst, was mich bei meiner Suche nach alternativen Dopaminquellen dazu veranlasste, mir die Wirkung der Musik auf mein Gehirn genauer anzusehen. Wenn sie meinen Stresspegel senken konnte, was konnte sie noch?

Kanadische Forscher haben belegt, dass Musik, die uns gefällt, in unserem Gehirn eine Ausschüttung des gleichen Botenstoffes bewirkt, wie Essen oder andere befriedigende Tätigkeiten, die uns in ein Wohlgefühl versetzen, eben des Dopamin. Je besser uns die Musik gefällt, desto größer ist die Ausschüttung. Mehr noch: Selbst die Vorfreude auf eine schöne Tonfolge bewirkt bereits eine solche Ausschüttung. Die Ergebnisse dieser Untersuchung erklären, warum Musik einen so hohen Stellenwert in allen menschlichen Gesellschaften habe, kommentiert die Fachzeitschrift *Nature Neuroscience* die Untersuchung.

Musik beruhigt, bringt die Emotionen ins Gleichgewicht und tut zusätzlich noch dem Körper gut. Die Psychologin, Philosophin und Physiologin Diana Deutsch hat sich in jahrzehntelanger Arbeit ebenfalls mit der Wirkung von Musik und überhaupt von Klängen auf unser Gehirn befasst. Auf die Frage, warum wir Menschen mit so starken Gefühlen auf Musik reagieren, antwortete sie einmal in einem Interview: »Die Signale der Musik nehmen in unserem Gehirn zwei unterschiedliche Wege. Einerseits erreichen sie die gewissermaßen vernünftigeren Regionen im Gehirn, die versuchen, eine Ordnung in der Musik zu erkennen, andererseits gehen sie direkt in entwicklungsgeschichtlich ältere Bereiche unter der Großhirnrinde, die für Emotionen zuständig sind. Darum fühlen sich so viele Menschen von Musik bewegt, obwohl sie überhaupt nichts davon verstehen.«

In dem Interview, das im *Zeit Magazin* erschien, beantwortete sie auch die Frage, warum selbst Musik, die wir als traurig empfinden, bewirkt, dass wir uns besser fühlen. Eine ihrer Erklärungen dafür ist, dass wir Gefallen an Dingen finden, die nützlich für uns sind und weil Musik nützlich für uns ist, hat die Evolution durch eine entsprechende Programmierung unseres Belohnungssystems dafür gesorgt, dass wir es auch merken.

Besonders der Gesang ist, wie der *Spiegel* in einem spannenden Bericht zum Thema schrieb, einer der evolutionären Faktoren, die uns zu dem gemacht haben, was wir heute sind. Singen konnten, nach Ansicht vieler Forscher, unsere Vorfahren schon bevor sie sprechen konnten. Anders ließe sich nicht erklären, warum die menschliche Stimme viel mehr kann, als beim Sprechen notwendig ist. Sie kann Töne erzeugen, die drei Oktaven abdecken, obwohl etwa für die deutsche Sprache bloß eine Quinte, also etwas mehr als die Hälfte einer Oktave, ausreichen würde. Auch die Fähigkeit, Töne lange zu halten, ist beim Sprechen nicht erforderlich.

Die Wahrnehmung von Musik scheint ebenfalls biologisch vorgesehen zu sein, berichtete der *Spiegel* weiter. So müssen kleine Kinder nicht erst lernen, welche Klänge harmonisch sind und welche nicht. Sie spüren es instinktiv. Außerdem erfassen sie die musikalischen Anteile von Sprache früher als ihre Bedeutung. Was die Mutter oder der Vater sagt, nehmen Babys zunächst als melodischen Lautstrom wahr. Das spiegelt sich auch im Gehirn wieder, denn dort werden Sprache und Musik von den gleichen Hirnregionen bearbeitet.

Die evolutionäre Bedeutung des Singens liegt demnach in der Kommunikation der Mütter mit ihren Kindern. Wenn Mütter mit ihren Babys reden, ist die Stimme höher und erstreckt sich insgesamt über einen größeren Frequenzbereich. Das Tempo ist langsamer und die Sprachmelodie wird übertrieben. All das ist beim Singen auch der Fall. Besonders wichtig war diese Kommunikation, wenn die Frauen ihren Nachwuchs beruhigen mussten, ohne ihn berühren zu können.

Dass das funktioniert, zeigte auch die kanadische Psychologin Sandra Trehub. Wenn Mütter ihren Babys etwas vorsingen, sinkt deren Stresshormonspiegel und bleibt zudem länger auf niedrigem Niveau, als wenn die Mütter lediglich sprechen. Zunutze machen sich das Eltern auf der ganzen Welt, indem sie ihren Kindern Wiegenlieder vorsingen, die laut *bild der wissenschaft* überall ähnlich klingen und demnach wahrscheinlich schon sehr früh in der Geschichte der Menschheit entstanden sein müssen.

Eine weitere evolutionäre Bedeutung der Musik liegt darin, dass sie immer etwas Gemeinschaftliches ist und gemeinschaftliche Aktivitäten stärken den Zusammenhalt einer Gruppe, was evolutionär erwünscht ist. Singen sorgt dafür, dass sich Menschen »emotional synchronisieren«, heißt es dazu im *Spiegel*. »Diese Synchronisierung ist eine unverzichtbare Voraussetzung für gemeinsames Handeln, das wiederum unabdingbar für das Überleben in schweren Zeiten war.«

Musik sollte deshalb, gerade in einer Phase, in der wir eine Veränderung in einer so grundlegenden Sache wie unseren Essgewohnheiten vornehmen, eine Rolle in unserem Leben spielen. Selbst wenn sie nur darin besteht, dass wir unsere Mahlzeiten mit Musik unterlegen. Denn auch das Dopamin, das wir mit Hilfe der Lautsprecherboxen gewinnen, müssen wir uns dann nicht mehr »eressen«.

6. Dopaminquelle Wohnen

An einem üblen Tag, übel deshalb, weil ich zum Zahnarzt musste, stellte ich fest, dass auch die Art, wie ich wohnte, eine Dopaminquelle für mich sein konnte.

Um zwölf Uhr dieses Tages sollte ich zu einer Wurzelbehandlung antreten, vor der ich mich seit Wochen fürchtete. Meine Kollegen waren bereits leicht genervt, weil ich sie ständig fragte, wie denn eine Wurzelbehandlung so sei. Wie schmerzhaft? Wie lange danach noch schmerzhaft? Wie lange dauert es? Wahrscheinlich waren alle froh, als es endlich so weit war.

Um acht Uhr dieses Tages war ich alleine zu Hause. Mein Mann war schon in der Arbeit und die Kinder in der Schule. Ich hatte längst meinen Kaffee getrunken, das ganze Geschirr weggeräumt und mich fertiggemacht. Ich war eigentlich startklar. Allerdings waren noch fast vier Stunden Zeit.

Ich räumte noch ein bisschen das Wohnzimmer auf. Ich ordnete die Sachen am Tisch, sortierte Zettel, warf einige weg und stellte herumliegende Bücher ins Regal. Da ich so viel Zeit hatte, staubte ich das Bücherregal auch gleich ab und räumte Duplo- und Playmobilteile in die Kisten. Jetzt hatte ich auch Zeit, den Kerzenständer zu reinigen und mit den neuen Kerzen zu bestücken, die seit zwei Wochen in der Lade lagen. Ich fühlte mich schon besser.

Um 9 Uhr 10 ging ich ins Esszimmer, wo noch Stifte und Schulhefte herumlagen. Ich räumte alles in die jeweiligen Kinderzimmer und wischte den Tisch ab. Der bräuchte eine Politur, dachte ich und war auch schon auf der Suche nach der Flasche. Der Tisch wurde wirklich schön. Weil er die Politur derart aufsog, polierte ich ihn ein zweites Mal. Weil ich schon dabei war, staubte ich danach noch die Stereoanlage ab.

Um zehn Uhr war die Wurzelbehandlung weit weg. Das ruhige und auf eine einzige Sache konzentrierte Arbeiten und der Anblick der ordentlichen sauberen Räume entspannten mich. Bis elf Uhr hatte ich noch Zeit. Ich sortierte in der Küche die Kochtöpfe neu, wischte die Stühle im Esszimmer ab und stellte den Müll vor die Tür, damit ich ihn mitnehmen konnte, wenn ich aufbrach.

Zum Abschluss ging ich noch eine Runde durch die Wohnung und sah mir an, was ich alles geschafft hatte. Den Kerzenständer, den polierten Holztisch, die allgemeine Ordnung. Die Wurzelbehandlung war endgültig in den Hintergrund getreten und sie ging dann auch, verglichen mit meinen Befürchtungen, relativ glimpflich vorüber.

Ein paar Tage danach traf ich Anna, eine ehemalige Kollegin, zum Frühstück. Sie erzählte mir von einem ähnlichen Erlebnis an einem langen Pfingstwochenende, an dem sie keinen Dienst gehabt hatte, die Kinder bei ihren Eltern waren und sie mit ihrem Mann allein zu Hause geblieben war, weil das schlechte Wetter ihren ursprünglichen Plan, ein paar Tage nach Grado ans Meer zu fahren, vereitelt hatte. Anna wusste nicht recht, was sie mit der Zeit anfangen sollte und ordnete ihren Kleiderschrank. Gleich nach dem Frühstück fing sie an. Sie warf Berge von Kleidern aufs Bett und auf ein Sofa, schrubbte und polierte die Schränke innen und außen und fühlte sich dabei, als würde sie sich selbst reinigen. Dann sortierte sie alles aus, das abgetragen oder fleckig war oder ihr nicht mehr passte. Die restlichen Sachen probierte sie durch und behielt nur, was sie wirklich mochte. Diese Sachen legte sie neu sortiert in den Schrank, die Wintersachen ganz oben und die Sommersachen griffbereit, unterteilt in Blusen, T-Shirts, ärmellose T-Shirts, Röcke, Hosen und Shorts. »Wenn ich jetzt meinen Schrank öffne, sehe ich nur Ordnung«, sagte Anna zu mir. »Es ist fast wie in einem Designer-Shop. Zwischen den Stapeln ist massig Raum. Es entspannt mich, das zu sehen. Manchmal ertappe ich mich dabei, dass ich tagsüber ins Schlafzimmer gehe, meinen Schrank öffne und einfach so hineinsehe.«

Was genau war in Annas und in meinem Gehirn passiert?

Unser Gehirn bewertet Ordnung und Sauberkeit als schön und positiv. Durch den Anblick der ordentlichen Wohnung und des aufgeräumten Kleiderschranks kam es bei uns beiden deshalb zu einer Ausschüttung von Dopamin. »Schöner Wohnen« als alternative Dopaminquelle bedeutet dementsprechend nicht, teure Möbel oder Accessoires zu kaufen oder gar zu übersiedeln. Schon Kleinigkeiten können eine Dopaminbildung bewirken, wie eben der Anblick eines schön sortierten Kleiderschranks oder einer aufgeräumten Schublade, in der bisher immer Chaos geherrscht hat.

Natürlich habe ich keine Lust auf Putzen oder Aufräumen, wenn ich gerade hungrig oder gestresst bin und mein Dopaminspiegel im Keller ist. Aber ich mache mir laufend bewusst, dass bereits eine kleine Aktivität oder Veränderung in meinem Haushalt Dopamin bei mir entstehen lassen kann. Wenn ich das Parkett poliere, bis es glänzt, oder die Betten mit frischer weißer Wäsche beziehe und ein wenig parfümiere. Wenn ich Blumen auf den Küchentisch stelle, die ich in der Dämmerung im Park abgeschnitten habe, wenn ich das Fach mit den Nudeln reinige und neu sortiere, Basilikum vor die Fenster setze oder meine Geschirr- und Tischtücher bügele und Bug an Bug im Regal stapele. Das alles bedeutet Dopamin ohne Nebenwirkungen für meine Figur.

Der Zucker im Mojito

Der Geburtstag meiner Freundin Sarah war eine Gelegenheit, endlich wieder einmal um die Häuser zu ziehen und richtig zu feiern. Sarah wollte keine Geburtstagsparty wie zu Studentenzeiten, sondern lieber mit ihren besten Freundinnen ausgehen.

»*On the road again!*«, rief sie.

Wir kannten uns alle seit vielen Jahren und hatten in dieser Zeit unsere jeweiligen Hochs und Tiefs miterlebt. Wir wussten alles über die Lieben, Beziehungskrisen, Hochzeiten und Scheidungen der anderen, über ihre Schwangerschaften und Kinder und über ihre Jobs, egal ob es Reinfälle oder Traum-Jobs waren.

Oft bleibt wenig Zeit, Freundschaften zu pflegen. Das ist schade, denn aus neurobiologischer Sicht sind wir Menschen für zwischenmenschliche Beziehungen, Liebe und Anerkennung gemacht. Auch das ist evolutionär bedingt, weil es für unsere Vorfahren in der Steinzeit schwer war, allein zu überleben. Sie lebten in Gruppen, jagten gemeinsam und zogen gemeinschaftlich ihre Kinder groß. Einzelgänger waren der Wildnis ausgeliefert. Wir sind evolutionär für Gemeinschaft gemacht. Isolation führt selbst bei Tieren zu nachweislichen Genveränderungen und Schäden in ihrem Belohnungssystem.

Sarahs Geburtstag war jedenfalls eine gute Gelegenheit, uns wieder einmal zu treffen und gegenseitig auf den neuesten Stand zu bringen. Zuerst gingen wir zu einem Italiener in meiner Nähe. Wir aßen Steaks und Tiramisu, tranken dazu zwei Flaschen Rotwein und der Kellner lud uns hinterher auf zwei Runden Limoncello ein. Leicht beschwipst zogen wir in eine Cocktailbar weiter. Nach dem ersten Cocktail hatte ich bereits Schwierigkeiten, die Karte zu lesen. Wodka, Gin, Fruchtsäfte, irgendwie war es doch immer das Gleiche, nur in unterschiedlichen Konzentrationen.

Schon recht betrunken beobachtete ich den Barkeeper, der mit den Zutaten jonglierte und betrachtete die vielen Flaschen und Behälter. »Eigentlich sind wir auch nur Cocktails«, philosophierte ich mit schwerem Zungenschlag. Meine Freundinnen blickten schmunzelnd von ihren Karten hoch und Sarah verzog sichtlich amüsiert eine Augenbraue, während ich weitersprach. »Unsere Zutaten sind Dopamin, Cortisol, Adrenalin und noch ein paar andere Sachen.« Von da an bogen wir uns beim Anblick jeder neuen Cocktailkarte vor Lachen.

Am nächsten Tag war mir so schlecht, dass ich mich kaum bewegen konnte. Dieser Mix aus unterschiedlichen Cocktails hatte schlimme Nachwirkungen. Jede kleinste Bewegung verstärkte meinen Brechreiz. Zum Glück hatte Gregor bereits geahnt, wie der Abend enden würde, und war mit den Kindern zu seinen Eltern gefahren. So konnte ich mich wenigstens in Ruhe auskurieren und die vergangene Nacht Revue passieren lassen. Wir hatten uns köstlich über meine Albernheiten amüsiert, aber eigentlich stimmte es, dachte ich jetzt. Wir sind selbst Cocktails mit wechselnden Zutaten aus Hormonen und Neurotransmittern, den Botenstoffen im Gehirn. Die jeweilige Zusammensetzung entscheidet über unsere Stimmungen, unsere Gedanken und unser generelles Befinden.

Cocktails sind dabei eine heikle Sache. Eine Bloody Mary mit zu viel Wodka ist ungenießbar. Ein Mojito mit zu wenig braunem Zucker ist unfertig, ein Bellini mit schlechtem Pfirsichmark auch ungenießbar. Mit zu wenig Dopamin im Gehirn ist unsere Laune im Keller. Dauerhaft zu viel Cortisol im Blut macht uns gereizt und unglücklich. Sobald das Verhältnis im Cocktail nicht stimmt, gleichen wir es aus, indem wir zu viel essen.

In der Nähe meiner Wohnung gibt es einen Laden mit französischen Spezialitäten, der neben Weinen und Champagner auch Früchtesirups führt. Von Pfirsich über Brombeere bis Kirsche und von grüner Banane über Kokos bis Maracuja, und zwar die ganz natürlichen, die sich für Cocktails eignen. Ich kann nicht sagen, welcher besser und welcher schlechter ist. Jeder Sirup ist einzigartig und hat seine eigene Geschmacksrichtung.

Genauso ist es mit unseren Hormonen. Jedes hat seine bestimmte Funktion in bestimmten Situationen. Dopamin, das Glückshormon, motiviert uns und Cortisol, das Stresshormon, ist ebenfalls wichtig, weil es uns in echten Stresssituationen mit der notwendigen Energie versorgt. Ich stellte mir eine neue Frage:

Welche Zutaten meines persönlichen Cocktails neben Dopamin und Cortisol haben Einfluss auf mein Gewicht?

Mir fiel eine Zutat, ein Hormon ein, das mein Gewicht tatsächlich beeinflusste und über das ich mir deshalb mehr Gedanken machen sollte. Das Hormon, das neben Dopamin und Cortisol den größten Einfluss auf unser Gewicht hat, heißt Oxytocin.

Oxytocin, oft als Bindungshormon bezeichnet, entsteht in der Hirnanhangdrüse bei positiven zwischenmenschlichen Kontakten, guten Gesprächen, Berührungen, Blicken, Küssen, Kuscheln, Sex und besonders stark beim Orgasmus.

Oxytocin und seine intensive Ausschüttung während des Orgasmus sind der Grund, warum wir nach dem Sex gerne mit unserem Partner kuscheln. Die Natur hat das wohl so eingerichtet, damit wir uns nach dem Sex verbunden fühlen und zusammenbleiben, um unseren Nachwuchs gemeinsam großzuziehen.

Auch beim Stillen entsteht Oxytocin im Gehirn der Mutter, was die Mutter-Kind-Bindung fördert. Mit diesem Mechanismus verhindert die Natur, dass die Mutter ihr Kind ablehnt und verstößt, was in der Steinzeit, lange vor Adoptionsverfahren und Babyklappe, für das Baby tödlich gewesen wäre.

Oxytocin hemmt zudem die Angstzentren im Gehirn und hat eine beruhigende und vertrauensfördernde Wirkung. Denn unter Oxytocin-Einfluss beachten wir andere Menschen mehr. Wir sind empfänglicher für ihre Signale und nehmen sie als sympathischer wahr. Oxytocin senkt genau wie Dopamin den Spiegel des Stresshormons Cortisol im Blut. Das heißt, dass wir uns ruhiger und entspannter fühlen, wenn wir einen hohen Oxytocinspiegel haben.

Eine Studie dokumentierte diesen Zusammenhang am Beispiel von Kindern. Wissenschaftler maßen ihre Cortisolwerte während und kurz nach stressigen Situationen. Erwartungsgemäß waren sie erhöht. Danach teilten die Wissenschaftler die Kinder in zwei Gruppen auf. Kinder, die während der stressigen Situation ihre Eltern anrufen durften, hatten einen höheren Oxytocinspiegel und dementsprechend weniger Cortisol im Blut. Sie fühlten sich im Vergleich zu der anderen Gruppe, die ihre Eltern nicht anrufen durfte, ruhiger, gelassener und entspannter.

Mit diesen Eigenschaften beeinflusst das Oxytocin auch unser Essverhalten. Wenn wir durch das Erfahren und Geben von Freundlichkeit, Wärme, Mitgefühl und Liebe einen hohen Oxytocinspiegel haben, müssen wir uns nicht so oft beim Kühlschrank trösten. Was für mich bedeutete, dass ich, ähnlich wie meinen Dopaminspiegel, immer auch meinen Oxytocinspiegel im Auge behalten musste.

Die Aufgabe erschien mir, während ich da im Bett lag und meinen Kater auskurierte, zuerst ziemlich komplex. Was bedeutete es eigentlich, meinen Oxytocinspiegel im Auge zu behalten?

Ich dachte an meinen Mann und meine Kinder, meine übrigen Verwandten und meine Freunde, meine Kollegen und all die Menschen, die ich jeden Tag traf. Wie löste ich die Aufgabe, meinen Oxytocinspiegel hoch zu halten?

Der Schlüssel dazu war, wie ich mich meinen Mitmenschen gegenüber verhielt. Denn wir können Oxytocin nicht nur in besonders innigen und intimen Momenten entwickeln, sondern immer, wenn wir nicht alleine sind, also auch in ganz normalen Alltagssituationen. Es muss nicht immer ein romantischer Liebesurlaub mit zweimal täglich Sex sein. Schon während normaler Alltagsaktivitäten können wir die Ausschüttung von Oxytocin in unserem Gehirn erhöhen. Während eines einfühlsamen Gesprächs, selbst wenn es am Telefon stattfindet, bei einer freundschaftlichen Berührung, beim Spielen mit Kindern oder einfach durch ein freundliches Lächeln oder eine nette Geste. Ich würde also von nun an mit wacheren Augen für solche Momente durchs Leben gehen.

Wenn ich es zeitlich schaffte, kaufte ich jetzt in kleinen Geschäften in meiner Nähe ein. Gleich neben meiner Bushaltestelle gab es einen Obst- und Gemüseladen. Er führte regionale Ware. Warteten nicht gerade fünf andere Kunden hinter mir, tratschten der Händler und ich ein wenig darüber, warum das Kraut aus der Steiermark besonders gut war, weshalb die Marillenernte dieses Jahr so dürftig ausfiel oder welche Erdbeeren sich am besten für Marmelade eigneten. In unseren Gehirnen entsteht dabei Oxytocin und wir fühlen uns gut. Als der Händler im August für vier Wochen zusperrte, fühlte ich mich richtig verlassen.

Auch in dem Laden mit französischen Spezialitäten verbrachte ich mehr Zeit, als eigentlich notwendig gewesen wäre, um eine Flasche Wein zu wählen. Ich erzähle dem Händler zum Beispiel, was ich kochen wollte. »Um den richtigen Wein zu finden, müssen wir wissen, was es zu Essen gibt«, sagte er immer. Der Wein bei ihm war nie ganz billig, das Oxytocin bekam ich dafür umsonst.

Ein Psychotherapeut zeigte mir einmal eine Übung nach buddhistischer Methode, die der Intensivierung täglicher Begegnungen dient und damit auf die Bildung von mehr Oxytocin abzielt. Die Übung heißt:

Ich lebe nur noch diesen einen Tag.

Wenn ich die Übung selbst mache, stelle ich mir den Wecker morgens fünf Minuten früher als üblich. In diesen fünf Minuten stelle ich mir vor, dass ich nur noch diesen einen Tag zu leben habe und gehe ihn unter diesem Gesichtspunkt durch. Das Eigenartige dabei ist, dass ich nie viel an meinem Tagesprogramm ändere. Was ich allerdings ändere, ist mein Umgang mit meinen Mitmenschen.

Stelle ich mir vor, dass ich sie zum letzten Mal sehe, haben die Begegnungen mit ihnen einen anderen Stellenwert für mich und ich schenke ihnen viel mehr Aufmerksamkeit.

Wenn ich an so einem Tag morgens an die Klinik komme und mir beim Portier den Reserveschlüssel hole, weil ich meinen wieder einmal vergessen habe, tratsche ich noch ein wenig mit ihm und eile erst dann weiter in die Morgenbesprechung. Wenn ich mich mit meinen größeren Kindern unterhalte oder mit den Kleineren spiele oder lese, versuche ich, ganz bei der Sache zu sein und mich ganz auf das Kind einzustellen. Das bewirkt, dass sich meine Kinder angenommen und geliebt fühlen, und auch in mir löst es ein sehr gutes Gefühl aus. Sowohl in meinem, als auch in ihrem Gehirn bildet sich dann mehr Oxytocin als sonst.

Wärme, Ruhe, Freude, Liebe. Das ist Oxytocin. Es gibt Studien, bei denen Wissenschaftler das Oxytocin bei Eltern und Kindern im Speichel gemessen haben. Sie belegten, dass sich das Oxytocin bei beiden nach einem liebevollen Kontakt, also nach dem Spielen oder Kuscheln, erhöht. Interessant war auch, dass die Oxytocinwerte korrelierten, das heißt, je höher die Oxytocinwerte der Eltern waren, umso höher lagen auch die der Kinder.

In einem Job mit netten Kollegen und guter Stimmung bilden wir täglich viel Oxytocin, während wir reden und miteinander lachen. Ich arbeitete einmal in einer Abteilung, deren Chef im Sommer alle Ärzte der Abteilung zu sich nach Hause zu einem Sommerfest einlud. Die Feier fing am Nachmittag an. Wir schwammen in seinem Pool und halfen beim Vorbereiten der Salate und Grillspieße. Er hatte eine Outdoor-Küche im Garten und wir konnten gemütlich im Pool plantschen und zwischendurch mithelfen. Am Abend saßen wir unter freiem Himmel an einem Tisch mit weißen Kerzen, direkt an einem Hang, auf dem Lavendel und Sonnenblumen wuchsen. Wir redeten, philosophierten, aßen und tranken stundenlang.

Zu Weihnachten gab es in dieser Abteilung keine Weihnachtsfeier in irgendeinem Lokal, sondern unser Chef kochte selbst bei sich daheim ein fünfgängiges Menü wie in einem Pariser Haubenrestaurant. Das war sehr viel persönlicher und netter als die anderen Weihnachtsfeiern, die ich kannte. Auf beiden Festen wurde mir bewusst, wie sehr ich während der Arbeit immer die gleichen Seiten meiner Kollegen sah. Als ich nun auch ihre privaten Facetten kennenlernte, mich intensiv mit ihnen unterhielt und mit ihnen lachte, bildete ich eine Menge Oxytocin. Auf einmal kamen mir diese Menschen wie Diamanten vor, die erst geschliffen so richtig funkelten.

In der gleichen Abteilung gab es auch regelmäßige Treffen der Assistenzärzte. Ich hatte solche Treffen zuvor gemieden, weil es dabei immer nur darum gegangen war, wer wie viel operierte. Doch in dieser Abteilung verliefen auch die Assistenzarzt-Treffen anders. Wir redeten die halbe Nacht über alles andere als Medizin, über Konzerte in Wien, Radfahren auf Sylt, an Erasmusstudenten vermietete Wohnungen, über all diese Dinge eben. Es war immer sehr unterhaltsam. Durch die Gespräche, die Gemeinschaft und das Zusammengehörigkeitsgefühl bildeten wir alle viel Oxytocin und waren entspannt und zufrieden. Nichts wäre mir nach solchen Abenden ferner gelegen, als den Kühlschrank zu plündern.

Dagegen können wir in Jobs, bei denen viel Konkurrenzdruck herrscht und Vorgesetzte und Kollegen kaum ein persönliches Wort miteinander wechseln, in denen wir eine Nummer sind, reduziert auf unsere Leistung, kaum Oxytocin bilden. Dort haben wir bloß einen hohen Spiegel an Stresshormonen.

Thomas, ein Freund meines Bruders, arbeitet seit Kurzem bei einem Elektronik-Multi. Niemand hat dort seinen eigenen Schreibtisch. Es gibt nur kleine Roll-Container, in denen jeder seine Sachen einsperren kann. Mit diesem Container muss er sich dann jeden Morgen einen anderen Schreibtisch suchen. Wenn er also morgens zur Arbeit kommt, weiß Thomas nie, an welchem Schreibtisch und neben wem er sitzen wird und es gibt kaum persönliche Kontakte in diesem Büro. »Ich fühle mich austauschbar«, erzählte er mir. Mir fiel auf, wie sehr sich Thomas durch diesen Job veränderte. Er wurde stiller und trauriger.

Wer einen Vollzeitjob hat, verbringt dort täglich acht Stunden. Wenn wir während eines Drittel des Tages kein Oxytocin bilden, müssen wir mit Folgen für unsere Psyche rechnen. Wir entwickeln zu hohe Cortisolwerte und verkümmern emotional. »Thomas hat mir erzählt, wie toll es sei, zu bügeln und dabei eine Flasche Wein zu trinken«, erzählte mir mein Bruder jüngst. Ich war nun wirklich besorgt, denn anscheinend versuchte Thomas, das niedrige Oxytocin mit Alkohol auszugleichen und der Griff zum Alkohol in so einer Situation war vermutlich noch gefährlicher, als der Gang zum Kühlschrank oder zu einer Imbissbude.

Ich erklärte Thomas den Zusammenhang zwischen seinem Job, seinem Oxytocinspiegel und dem Wein und erzählte ihm zur Motivation davon, wie ich einmal während eines Nachtdienstes an der Neurochirurgie auf die Rettung gewartet hatte, die einen besonders schwierigen Patienten bringen sollte. Es war klar, dass die Operation länger dauern würde und die

Nacht damit mehr oder weniger gelaufen war und so saß ich mit Eva, der Krankenschwester, im Schwesternzimmer der Station, mit einem dreifachen Espresso zur Vorbereitung auf alles, was da kommen würde. Es war Sommer und draußen regnete es in Strömen. Wir hatten das Fenster geöffnet, damit Eva nach draußen rauchen konnte. Rauchen war streng verboten, aber sie hatte keine Lust, sich im Morgengrauen auf die Straße zu stellen, was ich verstehen konnte.

Durch den Regen kamen Eva und ich aufs Autofahren zu sprechen und dann aufs Motorradfahren. Sie erzählte mir, wie sie mit fünfzehn heimlich Motorrad gefahren war, und dass sie mit sechzehn auf Urlaub mit ihrer Clique gefahren war, sie alleine mit acht Burschen. Wir sprachen über die Toskana, wo wir beide regelmäßig unterwegs gewesen waren, sie mit dem Motorrad und ich mit dem Rucksack. Wir waren sogar unabhängig voneinander am gleichen Strand gewesen, in der Maremma in der südlichen Toskana. In diesem Gespräch waren wir beide wie auf einer Insel, abgeschirmt von dem Ärger auf der Station und dem bevorstehenden Stress mit dem Patienten und wir fühlten uns dadurch gut und entspannt. Das war die Wirkung des Oxytocins, die das Gespräch auslöste.

Ich habe von dem Nachtdienst in erster Linie dieses Gespräch in Erinnerung, nicht die anstrengende Operation danach. Das Gespräch gab mir weit mehr Kraft, als es jede rasch bestellte Fertigpizza hätte tun können, und es machte mich ruhiger, als es jeder Wein geschafft hätte.

Was hieß das nun für mich?

Plaudere dich schlank?

Umarme dich schlank?

Kuschle dich schlank?

Ja, genau. Allerdings funktioniert dieses wunderbare Hormon Oxytocin als komplexer Bestandteil des »Cocktails« Mensch auch nicht ganz so einfach, wie es sich bisher anhört. Es kommt auch darauf an, dass uns, wenn wir gerade Oxytocin bilden, genug Rezeptoren zur Verfügung stehen, um davon profitieren zu können. Denn erst wenn ein Hormon am Rezeptor andockt, kann es seine Wirkung entfalten.

Wie viele Rezeptoren in unserem Gehirn sind, hängt allerdings nicht nur von unserem eigenen Verhalten gegenüber unseren Mitmenschen ab. Erleben wir zum Beispiel mit, wie einem anderen Menschen Unrecht wiederfährt, reduziert das unsere Oxytocin-Rezeptoren im Gehirn. Das heißt, dass das Erleben unfairer Situationen die Wirkung von Oxytocin abschwächen kann.

Ich habe dieses Phänomen in jener Abteilung erlebt, an der meine Gewichtsprobleme ihren Anfang nahmen. Die Abteilung war gerade wieder einmal überlastet, weil drei Ärzte gleichzeitig gekündigt hatten und in dem allgemeinen Stress hackten alle aufeinander herum. Schließlich konzentrierte sich der allgemeine Unwille ausgerechnet auf Sophie, einer eigentlich besonders bemühten und loyalen Kollegin. Es ging so weit, dass die Oberärztin Sophie während einer Besprechung vor versammelter Runde zu einem Gespräch unter vier Augen beorderte und damit bloßstellte. Etwas später traf ich Sophie beim Kaffeeautomaten. Zuerst wollte sie über den Vorfall nicht reden. »Mir ist das egal«, sagte sie. »Ich habe Besseres zu tun, als mich über diese Idioten zu ärgern.«

»Aber mir ist es nicht egal«, sagte ich zu ihr, »denn mir geht es auch nicht gut, wenn ich sehe, wie schlecht sie dich behandeln.«

Das war nicht nur als Trost so dahin gesagt. Durch das Erlebnis der unfairen Situation hatten sich die Oxytocin-Rezeptoren in meinem Gehirn reduziert. Je öfter ich in so eine Situation kommen würde, umso mehr meiner Oxytocin-Rezeptoren würden verschwinden. Deshalb ist es auch für uns selbst besser, wenn wir unsere Meinung nicht für uns behalten, wenn wir finden, dass jemandem übel mitgespielt wird. Ich jedenfalls lasse mir meine Oxytocin-Rezeptoren sicher von niemandem stehlen.

Der Kick für den Hormonhaushalt

Es gibt einen bestimmten Zusammenhang, den wir kennen müssen, wenn wir abnehmen wollen. Nur wenn wir ihn kennen, können wir die richtige hormonelle Basis schaffen, um mit der Umprogrammierung unseres Gehirns erfolgreich zu sein.

Mir wurde dieser Zusammenhang bewusst, als ich an einem Kongress teilnahm, für den ich mir vorgenommen hatte, Berufliches und Privates zu verknüpfen. Er fand in der steirischen Thermenregion statt, ich hatte als Unterkunft eines der erschwinglicheren Thermenhotels gebucht und wollte diesmal am Abend nicht mit Kollegen ausgehen, sondern mich einmal so richtig regenerieren.

Ich reiste am Vortag schon gegen Mittag an, gönnte mir am Nachmittag drei Plantsch-Runden, holte mir danach eine Tasse Tee, hüllte mich in ein kuschliges weißes Badetuch und streckte mich auf einem der Wasserbetten aus, die den Badegästen zur Verfügung standen. Drei Stunden später konnte ich es nicht fassen, in aller Öffentlichkeit so lange geschlafen zu haben. Ich dachte aber auch nicht lange darüber nach, sondern wankte in mein Zimmer, schlief weiter und schaffte es am nächsten Tag gerade noch zum Auftakt des Kongresses.

Dort war ich noch entspannter, als nach einer Anfahrt per Rad und der dazugehörigen Dopaminausschüttung in den Morgenbesprechungen an der Klinik. Keine Ringe unter den Augen, ein Lächeln auf den Lippen, meine Nerven wie mit Daunen und Seide gepolstert.

In dem Thermenhotel hatte ich nicht extra nach einer Waage gesucht, aber nach meiner Heimkehr musste ich mich dem Ergebnis meiner Regeneration auch in nüchternen Kilos stellen, wovon ich mir nichts Gutes erwartete. Denn ich hatte nicht nur jeden Tag so viel geschlafen wie seit der Zeit zwischen Schulabschluss und Studienbeginn, ich hatte mich auch an den Buffets im Speisesaal bei den vielen steirischen Spezialitäten nicht zurückgehalten. Steirische Semmeln, die nicht wie die in Wien rund, sondern länglich sind, »Mulbratl«, ein über Buchenholz kalt geräuchertes Schweinskarree, und andere feine Dinge hatten mich verführt.

Doch als ich mich auf die Waage stellte, war ich überrascht. Ich hatte gar nicht zugenommen. Im Gegenteil. Ich hatte sogar eineinhalb Kilo abgenommen.

Wie war das möglich? Lag das wahre Geheimnis einer schlanken Figur etwa in der steirischen Küche, von der wir nur genug zu schlemmen brauchten, um abzunehmen?

Leider nicht, aber eines der Geheimnisse einer schlanken Figur liegt immerhin in einer Beschäftigung, die fast ebenso angenehm ist, wie steirische Spezialitäten zu schlemmen, nämlich im Schlaf. Ich begriff damals, dass ich, wenn ich mein Gehirn erfolgreich umprogrammieren wollte, viel schlafen musste.

Der neurochemische Grund dafür hat vor allem mit dem Stresshormon Cortisol, aber auch wieder mit Dopamin zu tun. Denn das Cortisol, das uns nach Dopamin und damit nach Essen lechzen lässt, bauen wir im Schlaf besonders gut ab. Schlafen wir zu wenig, ist unser Cortisolspiegel tendenziell zu hoch und wir haben eine schlechte hormonelle Grundlage fürs Abnehmen. Schlafen wir viel, ist er niedrig, dann läuft alles runder und unsere Erfolgsaussichten sind höher. Zudem entwickeln wir im Schlaf Dopamin.

Wir müssen dem Schlafen deshalb Aufmerksamkeit schenken, Zeit geben und möglichst zu den richtigen Tages- beziehungsweise Nachtzeiten schlafen. Dem Schlafen Aufmerksamkeit zu schenken heißt zum Beispiel, rechtzeitig vor dem Schlafengehen mögliche Stress-, also Cortisolquellen, wie das Checken von E-Mails oder das Grübeln über Probleme, auszuschalten und in einem schönen, stillen Raum zu schlafen, indem wir nach Möglichkeit keine andere Tätigkeiten verrichten, als eben zu schlafen. Dem Schlafen Zeit zu geben kann auch heißen, im Kalender die ausreichende und notwendige Zeit dafür zu reservieren und eher etwas anderes wegzulassen, aber bitte nicht den Sport. Doch, das geht. Zu den richtigen Tages- beziehungsweise Nachtzeiten zu schlafen heißt, möglichst vor Mitternacht, idealerweise um 22 Uhr, schlafen zu gehen. Denn zwischen 22 Uhr und Mitternacht bauen wir am meisten Cortisol ab und am meisten Dopamin auf.

Das hat mit der evolutionären Parallelschaltung unseres Schlafrhythmus' mit dem Auf- und Untergang der Sonne zu tun. Die Steinzeitmenschen hatten keine Lampen, um den Tag nach Belieben auszudehnen. Sie schliefen einfach, wenn es dunkel war und gingen auf Mammut-Jagd, wenn es hell war. Die Evolution unterstützte sie dabei. Sie fuhren, wenn es dunkel wurde, den Cortisolspiegel runter und den Dopaminspiegel rauf, damit sie besser schlafen und mehr Kraft für die Mammutjagd tanken konnten. Mangelnder Schlaf vor Mitternacht lässt sich dementsprechend auch nicht durchs Schlafen in den Vormittag hinein ausgleichen. Wenn wir spät schlafen gehen und spät aufstehen, sinkt unser Cortisol nicht im gleichen Ausmaß wie beim Schlaf zu den von der Evolution vorgesehenen Zeiten.

Wenn wir schlafen wie die Steinzeitmenschen, profitieren auch wir von den Hilfestellungen der Evolution und tun uns als Folge davon beim Abnehmen leichter. Studien haben gezeigt, dass es in Wohngebieten umso mehr Diabetiker gibt, je heller dort die Nachtbeleuchtung ist.

Zu wenig Schlaf hat auf unseren Hormoncocktail einen ähnlichen Einfluss wie ein Nutella-Baguette. In beiden Fällen brauchen wir uns nicht zu wundern, wenn uns danach eigentlich völlig unnötige Fressattacken überrumpeln. Jede Ernährungsumstellung und jede Lebensumstellung überhaupt sollten deshalb mit viel Schlaf beginnen.

Ganz abgesehen davon, dass wir, wenn wir schlafen, nicht zum Kühlschrank gehen können, um uns einen Mitternachtssnack zu holen.

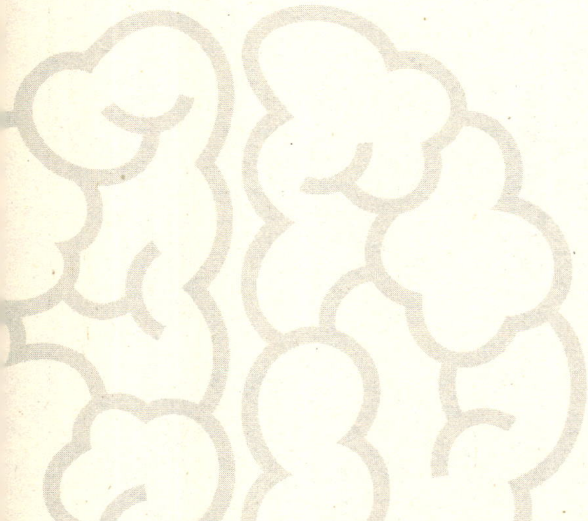

4.

Den präfrontalen Cortex aktivieren

Der Tanz zweier Welten

Jetzt aber endlich ... und sie lebte schlank und glücklich bis ans Ende ihrer Tage. Oder doch noch nicht? Es gibt wirklich noch ein System in unserem Gehirn, über das wir Bescheid wissen sollten, um möglichst stressfrei abnehmen zu können. Also muss ich noch einmal einen Schritt zurück ...

Während ich anfing, mich mit dem Belohnungssystem zu befassen, kam ich zu dem Schluss, dass ich mich selbst beobachten musste, um herauszufinden, was genau mich glücklich machte. Wusste ich das, wusste ich auch, wie ich meinen Dopaminspiegel kontinuierlich hoch halten konnte.

Es war schon ein seltsamer Gedanke, zu dem mich mein Bedürfnis, abzunehmen, geführt hatte.

Erkenne dich selbst und werde glücklich, dann nimmst du ab.

Ich dachte darüber nach, was für ein interessantes Instrument uns die Evolution mit dem Belohnungssystem in die Hand gegeben hatte, und rief mir den Satz in Erinnerung, mit dem ich es für mich definiert hatte.

Das Belohnungssystem ist ein komplexes, auf Glück, Genuss, Freude und Vergnügen ausgerichtetes System, das dem für das rationale Denken zuständige System in unserem Gehirn als eine Art Herausforderer gegenübersteht.

Eigentlich stimmte das so gar nicht, denn eigentlich stand das Belohnungssystem dem für das rationale Denken zuständigen System nicht als Herausforderer gegenüber, dachte ich jetzt. Die beiden waren eher wie Tänzer, die sich bei der Führung abwechselten. Einmal führte das für das rationale Handeln zuständige System, einmal das Belohnungssystem. Je nachdem, was gerade führte, nahm ich ab oder zu. Denn führte gerade das für das rationale Handeln zuständige System, folgte ich eher meinen Einsichten und Erkenntnissen. Führte aber das Belohnungssystem, folgte ich wie blind meinem Bedürfnis nach Genuss.

Das bedeutete für mich, dass ich einen weiteren Ansatzpunkt bei der Steuerung meines Gewichtes über mein Gehirn gefunden hatte. Würde es mir gelingen, das für das rationale Handeln zuständige System gegenüber dem Belohnungssystem zu aktivieren, würde es mir leichter fallen, meine Pläne umzusetzen. Bloß: Wie schaffte ich das?

Das Zentrum dieses Systems ist der präfrontale Cortex. Um ihn ging es. Ihn musste ich aktivieren.

Der präfrontale Cortex ist unser sogenanntes »Stirnhirn« und liegt, wie der Name schon sagt, hinter der Stirn, beziehungsweise über den Augenhöhlen. Er ist der Ort des Vernunftdenkens und ist zuständig für die Koordination, Steuerung und Kontrolle von Denkprozessen, für die Planung von Handlungen, die Entscheidungsfindung und die Selbstkontrolle.

Bei Essens-Entscheidungen hat der präfrontale Cortex deshalb dem Belohnungssystem einiges entgegenzusetzen. Er sagt zum Beispiel:

Bald ist Sommer. Es ist nicht toll, wenn du wieder mit so einer Schwabbel-Figur herumläufst.

Du willst dir doch die neuen Levi's mit hohem Bund kaufen. Meinst du, das sieht gut aus mit der Wampe?

Du kannst genauso aussehen wie die Bloggerin, die diese Bauchmuskelübungen zeigt.

Denk an das tolle Gefühl, wenn die Hose locker sitzt!

Essen kann nie so gut sein, wie »dünn sein« sich anfühlt.

Wenn du abnimmst, kannst du endlich dein Lieblingssommerkleid wieder anziehen.

Das viele Essen macht dich müde und träge.

Wenn ich vor dem geöffneten Kühlschrank stand, lief in meinem Gehirn zunächst der Dialog zwischen meinem Belohnungssystem und meinem präfrontalen Cortex ab. Dieser Dialog lässt sich, wie gesagt, gut mit einem Tanz vergleichen, bei dem immer eines der beiden Systeme die Führung übernimmt. Würde ausschließlich das Belohnungssystem führen, würden wir, ähnlich wie Kleinkinder, jedem Wunsch folgen und jedem spontanen Impuls nachgeben. Würde dagegen ausschließlich der präfrontale Cortex führen, könnten wir überhaupt nichts mehr genießen. Wir wären asketisch und würden unsere Bedürfnisse nicht wahrnehmen. Deshalb geht es darum, die Balance zwischen den beiden Systemen zu wahren.

Von Balance konnte bei mir vor allem nach dem Jahr in der anstrengenden psychiatrischen Abteilung keine Rede sein. Ich jagte immer dem nächsten Nutella-Baguette oder Schoko-Croissant hinterher. Um das zu ändern, musste ich mich wieder mehr unter Kontrolle bringen, was nichts anderes bedeutete, als im Tanz meines Belohnungssystems mit meinem präfrontalen Cortex letzteren wieder aktiver und dominanter sein zu lassen.

Obwohl ich bereits viele Fortschritte gemacht hatte, musste ich mich immer wieder in den Tanz dieser beiden Kräfte einmischen, aber nie, um mein Belohnungssystem zu stärken, sondern immer, um meinen präfrontalen Cortex zu stärken. Das bedeutete nach wie vor Willensanstrengungen für mich und die waren eben nie Teil meines Plans gewesen. Darin war ich nicht gut.

Das Problem schien zu sein, dass mein präfrontaler Cortex einfach zu schwach war, um von alleine zu kämpfen. Ich musste ihn also aktivieren. Je besser es mir gelingen würde, ihn zu aktivieren, umso weniger Stress würde ich mit meiner neuen Ernährung haben. Ich schrieb die Frage in meinen Kalender.

Wie aktiviere ich meinen präfrontalen Cortex?

Als Spezialistin für das Gehirn kannte ich die Antwort auf diese Frage natürlich längst. Ich fragte mich nur einmal mehr, warum ich erst jetzt auf die Idee kam, mein Wissen für meine eigenen Zwecke zu benutzen. Im Prinzip ließ sich der präfrontale Cortex genau wie ein Muskel aktivieren, indem ich ihn seinen Eigenschaften entsprechend benutzte.

Zu einer der dafür tauglichen Maßnahmen hatte ich bereits instinktiv gegriffen, als ich mir den hübschen Kalender mit dem blutroten Lederumschlag gekauft hatte. Denn der präfrontale Cortex lässt sich zum Beispiel durch Planung aktivieren. Je besser wir ein Vorhaben planen, je stärker wir dabei auf visuelle Aspekte wie schreiben und zeichnen setzen, umso mehr aktivieren wir ihn.

Das belegt eine Studie des französischen Neurowissenschaftlers Etienne Koechlin, der sich gemeinsam mit seinem Team mit den vorderen Anteilen des präfrontalen Cortex beschäftigte. Je komplizierter die Aufgaben waren, die seine Versuchspersonen durchführen mussten, umso größere Gebiete des präfrontalen Cortex' aktivierten sie dabei. Besonders stark war die Wirkung, wenn die Versuchspersonen ein übergeordnetes Ziel in Unterziele aufteilen mussten. Koechlin betonte in der Zusammenfassung der Studie, dass einer der großen Unterschiede zwischen dem menschlichen und dem tierischen Gehirn in einem viel ausgeprägteren präfrontalen Cortex besteht. Das bedeutet, dass wir Menschen dazu geschaffen sind, Pläne zu machen.

Das zu tun war mir allerdings immer eher fremd gewesen. Ich hatte mich im Leben eher für eine gemütliche Gangart entschieden und pflegte einen lockeren und offenen Umgang mit meiner Zukunft. Ich ließ die Dinge, mit einem Wort, gerne auf mich zukommen. Nun war ich damit aber ziemlich fett geworden und hatte das dringende Bedürfnis, es dazu nie wieder kommen zu lassen.

Als ich mit der Aktivierung meines präfrontalen Cortex' anfangen wollte, wurde mir klar, dass ich zuerst noch einmal mein Ziel definieren musste. Ich musste es genau kennen. Ich musste es mir, wenn möglich, bildlich vorstellen können, denn ich wusste, dass das Gehirn aufgrund neurofunktioneller Zusammenhänge Bilder noch besser verarbeitete als gesprochene oder geschriebene Worte.

Mir fiel das gar nicht so leicht. Da redeten alle in der Psychiatrie und den ihr verwandten Fächern, inklusive mir selbst, ständig über die Visualisierung von Zielen und jetzt, da ich meine eigenen Ziele visualisieren sollte, fühlte ich mich zuerst leicht überfordert. Ich fragte mich: Wie geht das eigentlich?

Die Kraft der Bond-Girls

Als ich wieder einmal zu einem psychotherapeutischen Kongress nach Berlin fuhr, war ich zu früh am Flughafen und sah mich, wie immer bei solchen Gelegenheiten, noch ein wenig in den Flughafen-Shops um. Schließlich blieb ich vor einem Monitor bei *Victorias's Secret* stehen. Dort lief ein Video mit dem Titel »*Swim Special*«, es war das Making-of der Fotos für die Bikini-Kataloge der Firma auf Puerto Rico. Das Video zeigte Palmenstrände, Unterwasserhöhlen, Boote und türkisblaues Meer. Diese Models sahen anders aus, als die meisten, die ich aus Frauenzeitschriften kannte. Sie schwammen, tauchten oder sprangen von Klippen ins Wasser. Sie sahen gut aus, schlank, aber athletisch, sexy, gesund und strahlend. Sie strotzten vor Energie. Sie hatten nichts mit den üblichen, über die Laufstege stolzierenden Klappergestellen zu tun. Sie sahen nach einem guten und leichten Leben aus. Etwas, das ich mir für mich wünschte, auch wenn ich mir schon damals dachte: *Victoria's Secret*? Das bin nicht ich.

Am Kongress besuchte ich unter anderem ein Seminar, in dem es um Motivation ging. Der Vortragende beschrieb, wie wichtig klare und leuchtende Ziele für die eigene Motivation seien und auch er meinte, dass es darauf ankäme, sich die eigenen Ziele in einprägsamen Bildern vorzustellen. Er empfahl ein Vorbild, mit dessen Hilfe sich ein Ziel besonders leicht visualisieren ließ, zum Beispiel mit Hilfe eines Fotos von diesem Vorbild. Mir war klar:

Ein Vorbild hilft beim Visualisieren meines Zieles und aktiviert dadurch meinen präfrontalen Cortex.

Die Wahl eines Vorbildes ist etwas ganz natürliches. Schon Sigmund Freud hat das beschrieben. Er sah die Identifizierung eines Menschen mit einem Vorbild als einen psychodynamischen Prozess, der eine Angleichung des eigenen Ich an das Ich des Vorbildes bewirken kann. Das eigene Ich benimmt sich dabei in bestimmten Hinsichten wie das Vorbild, ahmt es nach und nimmt es gewissermaßen in sich auf.

Anfangs sind die Eltern oder andere primäre Bezugspersonen unsere wichtigsten Vorbilder, die wir als Kinder unreflektiert nachahmen. Sobald unsere Aufmerksamkeit für uns selbst und unsere kritische Urteilsfähigkeit wachsen und wir mehr Erfahrungen und Einsichten in andere soziale Kontexte gewonnen haben, orientieren wir uns stärker an alternativen Vorbildern, die wir nun selbst wählen können.

Bei der Wahl eines solchen Vorbildes spielen laut Freud unter anderem seine Ähnlichkeit mit uns, die sich auch auf Einstellungen, Ziele oder Ähnliches beziehen kann, der sichtbare Erfolg des Vorbildes und unsere Überzeugung, dem Vorbild auch nacheifern zu können, eine Rolle. Sind diese Bedingungen erfüllt, hat das Vorbild positive Auswirkungen auf unser Selbstbewusstsein und unsere Fähigkeit, unsere Ziele zu erreichen. Visualisieren wir unser Vorbild, verankern wir es in unserem Unterbewusstsein mit allem, das wir mit ihm verbinden.

Wir bringen damit unser Unterbewusstsein, das nicht zwischen Wirklichkeit und Vorstellung unterscheiden kann, dazu, im Sinne unserer Ziele zu wirken. Viele unserer täglichen Entscheidungen sind vom Unterbewusstsein gesteuert und gehen nun eher in die von uns gewünschte Richtung.

Der Vortragende des Motivationsseminars stellte uns ein paar Fragen.

Haben Sie Vorbilder?

Wenn ja, welche?

Warum haben Sie diese Vorbilder?

Welche Menschen bewundern Sie?

Wen haben Sie als Kinder bewundert?

Wen haben Sie in Ihrer Jugend bewundert?

Wen haben Sie als junger Erwachsener bewundert?

Wer sind Ihre Filmhelden?

Welche Rolle würden Sie gerne in einem Film verkörpern?

Warum?

Am ersten Abend des fünftägigen Kongresses lag ich im Bett meines Hotelzimmers und dachte über meine Vorbilder nach. Die Models von *Victoria's Secret* waren nahe dran, aber im Katalog hatten sie dann diese Engelsflügel angehabt und ich würde mir sicher keine Frauen zum Vorbild nehmen, die in Unterwäsche mit Engelsflügeln herumspazierten und dabei freundlich grinsten. Ich schrieb eine Frage in meinen Kalender.

Wie will ich eigentlich aussehen?

Ich hatte mir am Flughafen eine *Elle* gekauft. Es gab darin eine Beilage mit den Herbstkollektionen diverser Designer. Ich sah mir die Models an, die mich eher an die von den Laufstegen als die aus dem *Victoria's Secret*-Video erinnerten. Sie sahen nach drei Haferflocken zum Frühstück und einer halben Grapefruit zu Mittag aus. Als Vorbilder waren sie für mich gänzlich ungeeignet.

Tags darauf aß ich mit Barbara, einer Kollegin aus dem Motivationsseminar, zu Mittag. Wir fanden das Seminar beide gut. »Hast du ein Vorbild?«, fragte ich sie.

»Das ist eine längere Geschichte«, sagte sie.

»Wir sind ja erst bei der Vorspeise«, erwiderte ich.

Daraufhin erzählte mir Barbara, wie sie zu ihrem Vorbild gekommen war. Sie hatte im vergangenen Sommer für zwei Monate ihrer Elternzeit ein Ferienhaus auf Sardinien gemietet, um es sich dort so richtig gut gehen zu lassen. Sie war mit ihren Kindern dort und ihr Mann besuchte sie nur alle zwei Wochen.

Sie ernährte sich und ihre Kinder den ganzen Sommer über gut. Sie kaufte das Gemüse direkt bei den Bauern und den Fisch bei den Fischern. Die Nudeln machte sie entweder im Garten aus Eiern und Mehl selbst oder sie kaufte die beste Qualität, die in Italien ja in fast jedem Supermarkt zu haben ist. Kam ihr Mann zu Besuch, fuhr sie vorher mit dem Rad zum nächsten Weingut und nahm neben ein paar Flaschen gutem Roten gleich kalt gepresstes Olivenöl mit.

Es war für Barbara ein wundervoller Sommer. Sie konnte ihr Gewicht trotz der Schlemmereien halten, aber dennoch entstand bei ihr der Wunsch, mehr für ihre Figur zu tun, ihren Bauch zu straffen zum Beispiel und den Hintern zu trainieren. Ihr Mann und ihre Freundinnen sagten ihr regelmäßig, dass ihre Figur toll sei und dass sie dankbar dafür sein solle, aber sie war eben nicht ganz zufrieden.

Sie schwamm viel in diesem Sommer, fuhr mit den Kindern Rad und Kanu und folgte ein paar Anleitungen aus Zeitschriften, wie sie mit Strandsport ganz nebenbei fitter werden konnte. Ihr Bauch blieb trotzdem etwas schwabbelig, genau wie ihr Hintern. Sie wollte mehr tun, wusste aber nicht was.

Ende August, etwa eine Woche vor ihrer Abreise aus Sardinien, verfolgte sie vom Sofa aus im Fernsehen eine italienische Musiksendung. Es lief ein Videoclip von Madonna, von einem neueren Lied, das sie jenseits der fünfzig aufgenommen hatte. Barbara fand, dass Madonnas Körper darin geformt wie ein Kunstwerk wirkte und dass sie besser aussah denn je. Sie wirkte auf sie stark und dabei zart. Nicht dick zu sein war ja nett, dachte Barbara, aber sie wollte in Zukunft auch so einen definierten Körper haben und jetzt wusste sie auch, was sie dafür tun konnte: das Gleiche wie Madonna, was immer das war.

Sie erinnerte sich daran, dass Madonna sie in verschiedenen Rollen durch ihr ganzes Leben begleitet hatte. Als Teenager hatte sie »*La Isla Bonita*« und »*Papa Don't Preach*« gehört, im Gymnasium »*Like a Prayer*« und während des Studiums »*The Power of Goodbye*«. Sie war ein Jahr nach Madonna das erste Mal schwanger geworden und hatte sich schon damals ein Beispiel an der Künstlerin genommen, die gleich nach der Geburt wieder voll fit gewesen war.

In den Klatschzeitschriften hatte Barbara nicht nur Madonnas Schwangerschaften, sondern auch ihre Beziehungen und Ehen verfolgt. Sie hatte ihre Aufnahmen für *Dolce und Gabbana* und *Louis Vuitton* gesehen und ihrer Tochter das Kinderbuch »Die englischen Rosen« gekauft, das Madonna geschrieben hatte. Jetzt sah sie nach, was sie im Internet über Madonnas Trainingsprogramme fand.

Zwei Tage nach ihrer Heimkehr aus dem Urlaub schrieb sie sich in einen Yoga-Kurs ein, und zwar in einen für *Ashtanga Yoga*, also die Art von Yoga, die Madonna sieben Tage pro Woche machte und von der sie behauptete, süchtig danach zu sein. Barbara hatte zuerst noch überlegt, ob sie sich das leisten konnte und ob sie genug Zeit dafür hatte. Letztendlich hatte sie entschieden, dass keiner in der Familie glücklich wäre, wenn sie weiterhin ständig mit ihrem Körper kämpfte.

Ashtanga Yoga ist anstrengend. In den ersten Stunden wäre Barbara beinahe davongelaufen. Während sie sich eben noch für relativ sportlich und beweglich gehalten hatte, kam sie sich jetzt wie ein Elefant vor. Sie blieb zwar bis zum Ende, wäre dann aber am liebsten auf allen Vieren nach Hause gekrochen. Sie erzählte, dass sie noch immer auf Stufe 1 sei, aber sie bliebe dran, weil sie wusste, dass Madonna auf Stufe 3 oder 4 war. »Es hilft uns nichts, wenn wir uns mit Menschen vergleichen, die ähnlich oder schlechter aussehen als wir, wenn wir uns in Sicherheit wiegen, weil wir wenigstens noch eine bessere Figur haben als die«, sagte sie während dem Nachtisch zu mir. »Ich glaube, wir alle brauchen so etwas wie einen Leuchtturm. Ein Idol. Ein Ziel, auf das wir hinarbeiten können, das wir erreichen wollen. Erst dann können wir unsere vollen Kräfte mobilisieren.«

Barbara machte mich nachdenklich. Madonna als Vorbild hatte bei ihr offenbar wirklich viel Energie mobilisiert. Und ich? Ich fragte mich, ob vielleicht alle ein Vorbild hatten, nur ich nicht, ob ich als Einzige »ziellos im Ozean herumtrieb«, wie der Vortragende des Motivationsseminars es bezeichnet hatte. Ohne einen Leuchtturm, der mir die Richtung wies.

Hotelzimmer haben, wenn ich alleine reise, manchmal etwas Trauriges für mich. »All der Ruhm hilft mir nichts, wenn ich abends alleine im Hotelzimmer liege«, hatte Marilyn Monroe einmal gesagt. Das konnte ich nachvollziehen. Ich kam nach dem jeweiligen Vortragsprogramm in ein fremdes, leeres Zimmer zurück und auch telefonieren half mir dann kaum gegen die Einsamkeit und die Melancholie.

An diesem Abend machte ich es mir richtig gemütlich. Ich wusch mir die Haare und gönnte mir eine Haarkur. Hinterher legte ich mich mit einem Handtuch-Turban in die Badewanne. Ein Vorbild muss nicht unbedingt eine körperliche Ähnlichkeit mit uns haben, hatte der Vortragende genau wie Sigmund Freud gemeint, weil es eben oft eher um dessen Einstellungen oder Ideen ging, darum, wofür es stand.

Ich dachte nach, welche Menschen ich als Jugendliche bewundert hatte. Mir fiel Scarlett O' Hara ein, die in »Vom Winde verweht« mit der Kutsche durch das brennende Atlanta fuhr, und Meryl Streep, die in »Jenseits von Afrika« das Gewehr lud und einen zum Sprung ansetzenden Löwen erschoss, bevor Robert Redford den Abzug drücken konnte.

Nach dem Bad setzte ich mich mit dem Kalender an den schmalen Schreibtisch im Hotelzimmer. Da stand als jüngste Eintragung die Frage:

Wie will ich eigentlich aussehen?

Schlank und trainiert, dachte ich. Nicht wie ein Haufen Knochen, sondern athletisch. Wie die *Victoria's Secret*-Models, nur nicht so kindisch aufgemacht. Ich dachte darüber nach, welche Filme mir zuletzt gefallen hatten. Da fiel mir ein, wer den *Victoria's Secret*-Models ähnelte und trotzdem taff war. Jetzt wusste ich, welche Frauen sich als Vorbild für mich eigneten. Frauen, die ihre Gegner zu Carpaccio verarbeiten konnten und danach im Abendkleid am Roulette-Tisch saßen. Ich schrieb in meinen Kalender:

Ich möchte aussehen wie ein Bond-Girl.

Ich kam mir dabei ziemlich albern vor, entschuldigte mich aber bei mir selbst damit, dass ich nur den Empfehlungen des Vortragenden folgte. Ich wollte ja auch nicht aussehen wie eines der doofen Bond-Girls aus den Sechzigerjahren, die ihrem Helden schmachtend in die Arme fielen, sondern wie Sophie Marceau in »Die Welt ist nicht genug«, Eva Green in »Casino Royale« oder Lea Seydoux in »Spectre«. Obwohl ich wie ein Riesen-Plüschtier mit weißem Bademantel und Handtuch-Turban im Bett saß, fühlte ich mich schon jetzt ziemlich taff. Schon alleine dadurch, dass ich diese Frauen visualisiert hatte, war ich ihnen ein winziges Stück näher gekommen.

Ich möchte aussehen wie ein Bond-Girl.

Das stand jetzt tatsächlich in meinem Kalender und ich fühlte mich allmählich richtig gut damit. Es war, als hätte ich mich an einem riesigen Bahnhof mit vierzig verschiedenen Bahngleisen eben für den richtigen entschieden. Ich wusste, dass ich jetzt in die richtige Richtung unterwegs war, und dort, wo ich ankäme, würde mein präfrontaler Cortex tendenziell die gleiche Führungskraft haben wie mein Belohnungssystem.

Um unser Vorbild genau zu visualisieren und in unserem Unterbewusstsein zu verankern, hilft es uns, Details durchzudenken. Die dazu passenden Fragen lauten:

Was genau tut die Person, die ich visualisiere, und wie tut sie es?

Wie kleidet sie sich?

Wie trägt sie die Haare?

Welchen Nagellack benutzt sie?

Ich bereitete mir mit dem Hotel-Wasserkocher eine große Kanne Kräutertee zu und legte mich mit dem Laptop ins Bett. Den Rest des Abends verbrachte ich auf *YouTube*. Ich sah mir Trailer von Bond-Filmen an, Musikvideos, Berichte und Interviews. Eine neue Welt tat sich für mich auf und sie fesselte mich. Wenn ich sonst abends vor dem Computer saß, aß ich dabei gerne Schokolade oder Erdnüsse. Diesmal wäre mir das unpassend erschienen. Ich wollte ja wie diese schlanken starken Frauen sein.

Ich bekam sogar Lust, jetzt gleich etwas zu tun, um meinen Vorbildern näher zu kommen, nicht erst irgendwann in der Zukunft, die mir in diesem Hotelzimmer weit weg vorkam.

Deshalb suchte ich mir auf *YouTube* eine Anleitung für richtiges Augenbrauenzupfen, kein Schnellprogramm, sondern ein richtiges Profiprogramm. Mein ganzes Gesicht sah danach viel gepflegter aus. Ich hatte also schon etwas geschafft.

Als ich von dem Kongress nach Hause kam, hatte ich noch einen Tag frei. Die Kinder waren in der Schule und ich beschloss, die Sache mit meinen Vorbildern jetzt gleich richtig anzugehen. Ich stellte mich vor meinen Kleiderschrank und fand, dass meine Sachen überhaupt nicht zu einem Bond-Girl passten. Ich schmiss stapelweise zerbeulte Jogginghosen und ausgewaschene T-Shirts weg. Ich rief mir Situationen in Erinnerung, in denen ich mich in meiner Kleidung wohlgefühlt hatte, selbstsicher und gut gestylt. Nur diese Teile behielt ich. Jeder kleine Schritt, den ich von nun an setzte, um meinen Vorbildern näher zu kommen, setzte bei mir Dopamin frei. Das konnte nur eines bedeuten: Ich hatte mich nicht geirrt. Ich war tatsächlich in die richtige Richtung unterwegs.

Planung macht den Meister

Nach der Wahl und der Visualisierung meiner Vorbilder überdachte ich als Nächstes meine Art zu planen. Die vier Schritte beim Gesamtablauf einer Handlung und damit auch die Rolle der Handlungsplanung waren mir bereits bewusst.

1. *Handlungsplanung*
2. *Handlungsdurchführung*

3. *Handlungsüberwachung*
4. *Handlungsevaluation und -anpassung.*

Doch nun sah ich das noch einmal anders. Die Planung war nicht nur da, damit ich wusste, was ich als Nächstes und als Übernächstes zu tun hatte. Sie aktivierte auch meinen präfrontalen Cortex und machte ihn widerstandsfähiger gegen die Einflüsterungen des Belohnungssystems. Planen musste ich der Funktionsweise des präfrontalen Cortex' entsprechend deshalb genau, gründlich, systematisch und natürlich schriftlich. Planung fürs Gehirn bedeutete nicht nur, einen genauen, gründlichen, systematischen und schriftlichen Plan zu entwerfen, sondern ihn auch regelmäßig zu lesen. Denn je öfter wir unseren Plan lesen, desto besser verankern wir ihn über unseren präfrontalen Cortex in unserem Unterbewusstsein.

Obwohl ich bisher eine schlampige Planerin gewesen war, freute ich mich jetzt sogar darauf. Denn Dinge planmäßig zu erledigen, gehört zu unseren natürlichen Bedürfnissen und noch dazu zu jenen Bedürfnissen, deren Befriedigung das Belohnungssystem mit Dopamin belohnt, weil sie uns nützen.

Aus der Arbeit mit meinen Patienten wusste ich, wie wichtig es war, sich vor der eigentlichen Planung noch einmal die Vor- und Nachteile der angestrebten Veränderung ins Bewusstsein zu rufen. Denn viele Menschen stecken an diesem Punkt fest. Sie wären zum Beispiel gerne schlanker, fitter und beweglicher, aber sie sind nie ganz sicher, ob das den Aufwand wirklich wert ist. Ich lehnte mich deshalb zurück, schloss die Augen und stellte mir noch ein paar wichtige Fragen:

Warum habe ich, nachdem ich mit einer Diät gescheitert war, immer wieder mit einer neuen Diät begonnen?

Was passiert, wenn ich nicht abnehme?

Ist es wirklich so schlimm, wenn mein Gewicht gleich bleibt?

Ist es nicht der bessere Weg, mir neue Kleider zu kaufen und mich so zu akzeptieren, wie ich bin?

Wie könnte ich mit meinem aktuellen Gewicht weiterleben?

Ist Abnehmen wirklich den Aufwand wert?

Dabei bemerkte ich, wie sicher ich mir war. Ich wollte tatsächlich nie wieder eine »Blade« sein. Es war mir den Aufwand tatsächlich wert und nicht nur deshalb, weil ich ihn so gering wie möglich halten würde. Eine Zukunft als Tonne in hübschen Kleidern wäre für mich eine Niederlage gewesen.

Jetzt war ich endgültig bereit für die Planung.

Ein Plan muss, soll er funktionieren, möglichst gut zu uns passen, so wie ein gutes *Haute-Couture*-Kleid, das wir ja auch nicht von der Stange kriegen. Es erfordert viel Maßnehmen und Handarbeit, wenn es richtig sitzen soll.

Die Psychologen Peter Gollwitzer und Gabriele Öttingen legten 2013 eine Strategie für die Umsetzung von Vorsätzen vor, eine Art mentales Trainingsprogramm. Das Grundprinzip besteht aus drei Schritten.

> ***Schritt 1:*** *Wir stellen uns die Alltagssituation, in der das geplante Vorhaben stattfinden soll, möglichst detailgetreu vor.*

> ***Schritt 2:*** *Wir stellen uns den Ablauf des gewünschten Vorhabens innerhalb dieses Szenarios vor.*

> ***Schritt 3:*** *Wir stellen uns den Alltag nach Durchführung des Vorhabens vor.*

Alle drei Schritte aktivieren den präfrontalen Cortex, also dachte ich zuerst möglichst detailliert den Ablauf des jeweiligen Tages durch und plante dann ein, wann ich essen würde, wo ich essen würde, was ich essen würde und wie ich essen würde. Zuletzt stellte ich mir vor, wie ich am Abend des betreffenden Tages zufrieden die Verwirklichung meiner Essenspläne resümieren würde.

Mein Essensplan für den nächsten Tag stand von nun an immer in meinem Kalender und je öfter ich ihn las, umso besser verankerte ich ihn in meinem Unterbewusstsein. So musste mein Belohnungssystem für jedes Stück Schokolade oder alles andere, das nicht in meinem Plan stand, schon sehr gute Gründe finden.

Genau wie für das Essen schrieb ich in meinem Kalender Pläne für mehr Bewegung. Meine bisherigen Absichten dieser Art waren immer zu schwammig gewesen:

Ab jetzt mache ich mehr Sport.

Wenn ich nächste Woche einmal richtig ausgeschlafen bin, gehe ich trainieren.

Sobald es wärmer ist, jogge ich dreimal die Woche eine Stunde.

Ich sah, ehe der Weg zur Arbeit mit dem Rad für mich Routine wurde, zum Beispiel nach, wie das Wetter am nächsten Tag werden würde und schrieb in den Kalender:

Zur Arbeit mit dem Rad.

Ich schrieb nicht nur Stichworte auf, sondern auch Details.

Das Rad steht bereits fix und fertig vorbereitet im Hof.

Wenn ich zur Abwechslung schwimmen gehen wollte, schrieb ich auf:

Meine Schwiegermutter holt am Nachmittag die Kinder vom Kindergarten und behält sie bei sich. Ich nehme meine Schwimmsachen zur Arbeit mit und fahre gleich anschließend ins Hallenbad.

Zur Handlungsplanung und zur Aktivierung des präfrontalen Cortex' gehörte auch die Berücksichtigung möglicher Hindernisse und ein Plan zu ihrer Überwindung. Also schrieb ich zum Beispiel auf:

Luft in den Reifen kontrollieren und notfalls aufpumpen.

Schwimmsachen einpacken.

Laufschuhe neben das Bett stellen.

Weil ich Sport als fixen Programmpunkt in meinen Kalender eintrug, hatte ich auch Sport geplant. Ich hatte zum Beispiel Schwimmen geplant und nicht etwa, eine Länge zu schwimmen und danach Eis am Buffet zu essen. Ich hatte Joggen geplant und nicht etwa Traben und daneben mit einer Freundin plaudern. Denn bei jeder Art von Sport ist es wichtig, dass wir uns nur mit dem Sport selbst beschäftigen. Ich sehe in Schwimmbädern oft Frauen, die nebeneinander schwimmen und sich dabei unterhalten. Das sieht gemütlich aus, doch viele Studien belegen, dass wir leistungsfähiger sind, wenn wir uns ausschließlich auf den Sport selbst konzentrieren, auf die Muskelbewegung oder auf unseren Atem. Sport sollte meditativ sein.

Zu meiner Handlungsplanung gehörte auch die strategische Vermeidung von Reizen. Ich fragte mich: Was löst bei mir ein ähnliches Sabbern aus wie beim Pawlowschen Hund, der immer schon sabberte, wenn sein Herrchen mit der Glocke läutete, weil er darauf konditioniert war, dann sein Futter zu bekommen? Worauf war ich in Sachen Ernährung konditioniert? Mir fielen auf Anhieb ein paar Dinge ein.

Ich schalte den Fernseher ein und bekomme Hunger.

Obwohl ich am Abend erst spät und viel gegessen habe, bekomme ich in der Früh beim Anblick der Kaffeemaschine Lust auf ein Frühstück.

Ich warte auf den Zug und will einen Hotdog.

In vielen Fällen löst einfach die Gewohnheit Appetit oder Hunger aus. Ich schrieb eine Frage in meinen Kalender:

Was sind meine Glockentöne?

Daneben malte ich einen Hund. Er gelang mir nur mäßig, aber ich wollte ja auch nicht Rembrandt werden, sondern ein Bond-Girl. In den nächsten Tagen beobachtete ich mich etwas genauer als sonst und erstellte die Liste.

Ich gehe an der Bäckerei neben dem Krankenhaus vorbei und habe sofort Lust auf eine Mehlspeise.

Ich setze mich an den Computer und brauche einen Cappuccino.

Wenn alle Kinder schlafen gegangen sind, möchte ich in Ruhe ein Stück Schokolade essen.

Wenn ich im Zug sitze, brauche ich etwas zu Essen.

Reize, die uns von unseren Plänen ablenken, können auch von Menschen ausgehen.

> Mit Christa treffe ich mich immer in der tollen Konditorei in ihrem Viertel.

Sie können auch von Beziehungssystemen ausgehen, weshalb wir uns zum Beispiel die Frage stellen sollten:

> *Gibt es jemanden in meinem Leben, der nicht will, dass ich abnehme?*

Ich identifizierte jedenfalls nach und nach die für mich gefährlichen Situationen, um sie schon in meiner Planung so gut wie möglich vermeiden zu können. Bei manchen war das leichter als bei anderen. Ich konnte die Bäckerei am Weg zur Klinik umgehen, aber an den Computer musste ich mich weiterhin setzen. In solchen Fällen versuchte ich, die auslösenden Reize mental mit einem Totenkopfzeichen zu versehen.

Ich warf nochmals einen Blick auf den vierteiligen Ablauf einer Handlung.

1. *Handlungsplanung*
2. *Handlungsdurchführung*
3. *Handlungsüberwachung*
4. *Handlungsevaluation und -anpassung.*

Auch in der Handlungsevaluation lag eine Möglichkeit, meinen präfrontalen Cortex zu aktivieren und gegenüber meinem Belohnungssystem zu stärken. Um sie mir zu vereinfachen, gewöhnte ich mir eine intensivere Handlungsbeobachtung an. Ich führte von nun an Essensprotokolle. Ich schrieb einfach mit, was ich an diesem Tag aß, was meinen präfrontalen Cortex zusätzlich aktivierte. Ich hatte das im Rahmen meiner verunglückten Diäten schon mehrmals versucht, doch jeweils nach einer Fressattacke wieder aufgegeben. Über meine Fehlschläge auch noch Protokoll zu führen, hätte mich nur noch mehr gestresst und womöglich weitere Fressattacken bei mir ausgelöst. Doch da ich Fehler zum sinnvollen Bestandteil meines Programms gemacht hatte, sah ich das jetzt anders. Unsere Handlungen ergaben eigentlich keinen Sinn, wenn wir sie nicht regelmäßig evaluierten und überprüften, wo wir standen und ob wir uns überhaupt noch unserem Ziel näherten. Wenn ich gegen meine Pläne verstieß, schrieb ich es deshalb auch auf. Mein bisheriger Lieblingsgedanke in solchen Fällen hatte immer gelautet:

> *Na gut dann esse ich eben morgen weniger und wiege mich erst übermorgen wieder.*

Doch das war vorbei. Wenn meine Portionen zu groß waren, wenn ich unbedingt eine zweite Portion Lasagne essen musste, obwohl ich schon satt war, wenn ich den Rest der Weihnachtskekse wegfutterte, wenn ich abends zum Schweinebraten zwei Bier trank, wenn ich um Mitternacht meiner Lust auf einen Bananensplit mit Extra Schokosauce nachgab, wenn ich beim Fernsehen Chips aß, kam das auch in meinen Kalender.

Nach einer Weile fing ich an, statt »zwei mittlere und ein kleines Stück Sachertorte plus zwei Gläser Sekt Orange« zu schreiben, mit den Buntstiften meiner Töchter drei Tortenstücke und zwei Sektgläser zu zeichnen. Ich fand das lustig, weshalb ich immer öfter Lebensmittel zeichnete, Lasagne, Eiscreme und Schokolade, aber auch Äpfel, Weintrauben und Orangen. Manchmal kam mir mein Leben mit diesen Zeichnungen wie ein Comic-Strip vor und ich konnte auf diese Art auch eher über mich und meine Fehlschläge lachen. Immer in dem Bewusstsein, dass Bilder meinen präfrontalen Cortex noch besser aktivierten als Sätze.

Bei der Betrachtung eines längeren Zeitraumes verschafften mir diese kleinen Zeichnungen zudem einen rascheren Überblick als es jede Tabelle getan hätte, ganz abgesehen davon, dass Zeichnen an sich schon eine Dopaminausschüttung bewirkte. Auch das hatte evolutionäre Ursachen. Schon die Steinzeitmenschen hatten Höhlenmalereien an die Wände gekritzelt. Sie dienten der Kommunikation. Steinzeitmenschen, die gut kritzeln konnten, waren kommunikationsfähiger, dadurch begehrter, hatten deshalb evolutionäre Vorteile, und alles, was uns evolutionäre Vorteile verschafft, belohnt das Belohnungssystem eben mit Dopamin.

Das Zeichnen wurde für mich ebenfalls rasch zur Routine. Gleichzeitig verwendete ich das gebräuchlichste Instrument bei der Handlungsevaluierung in Sachen Essen, die Waage, anders als bisher.

In Frauenzeitschriften hatte ich gelesen, dass ich mich besser nur einmal die Woche wog, weil unser Körpergewicht stark durch hormonelle Veränderungen schwanken kann und wir vor dem Zyklus oft ein bis zwei Kilo mehr wiegen. Dem war ich gefolgt, weil es ja manchmal wirklich deprimierend war, wenn ich zwei Kilo mehr wog, obwohl ich in den vergangenen Tagen wenig gegessen hatte.

Als ich dann kontinuierlich zunahm, verlängerte ich die Wiege-Intervalle noch und wartete, um mich selbst zu überlisten, Tage ab, vor denen ich ausnahmsweise weniger gegessen hatte. Was nur dazu führte, dass ich mir zu spät eingestand, was ich ohnedies wusste: Ich wurde immer fetter.

Neue Erkenntnisse besagen, dass die regelmäßige Gewichtskontrolle entgegen der bisherigen Annahme besser ist. David Levitsky, ein amerikanischer Professor für Psychologie und Ernährungswissenschaften, wies das in einer Studie nach. Versuchsteilnehmer, die ihre Ernährung nicht bewusst verändert hatten, verloren einfach durch tägliches Wiegen bis zu zehn Prozent ihres Körpergewichts. Levitsky glaubt, dass die Teilnehmer durch die tägliche Gewichtskontrolle unbewusst mehr auf ihre Ernährung achteten und wenn sie zugenommen hatten, automatisch kleine Veränderungen in ihren Essensgewohnheiten durchführten. Eigentlich war das nicht weiter verwunderlich.

Das Wiegen aktiviert den präfrontalen Cortex und verankert über ihn unser Ziel, weniger zu wiegen, besser in unserem Unterbewusstsein.

Levitsky empfahl deshalb, wiegen zu einem Ritual wie tägliches Zähneputzen zu machen, sich jeden Morgen nüchtern zu wiegen und das Gewicht zu notieren. Genau das tat ich.

Ich riss aus einem karierten Schulheft eines meiner Kinder die mittlere Seite, sodass ich ein großes, doppeltes Blatt in Händen hielt. Darauf zeichnete ich ein Diagramm. In der Waagerechten notierte ich die Tage und in der Senkrechten das Gewicht. In den nächsten Wochen wog ich mich täglich und meine Erfahrungen bestätigten Levitskys These. Am Abend noch rasch ein Riesen-Baguette mit Nutella zu essen, im Wissen, dass ich mich wenige Stunden später wiegen würde, war keine Belohnung mehr, sondern Masochismus. Wenn ich abends vor dem Kühlschrank meine Kreise zog, hemmte mich der Gedanke an die Waage.

Umgekehrt sank mein Gewicht zwischendurch auch einmal rasch, etwa, wenn ich früh schlafen gegangen und das Abendessen ausgelassen hatte, wenn ich trainieren oder schwimmen gewesen war oder wenn ich weniger Salziges gegessen und deshalb kein zusätzliches Wasser im Körper gebunden hatte. Das motivierte mich dann besonders.

Die Betrachtung der Kurve, die auf dem karierten Doppelblatt aus dem Schulheft entstand und über die ich mein Zielgewicht geschrieben hatte, zeigte zwischendurch stärkere Ausschläge nach oben und nach unten, doch insgesamt verlief sie in die richtige Richtung: nach unten.

Gleichzeitig führte ich Aufzeichnungen über meine Bewegungseinheiten. Ich wusste aus der Sportmedizin, dass Sportler sich richtige Stundenpläne machten und ebenfalls hinterher evaluierten, wie viel von ihren Vorhaben sie wirklich umgesetzt hatten. Ich sah mir mein Bewegungspensum jeweils am Ende der Woche an und stellte mir dabei einige Fragen.

Habe ich mein Mindestpensum erreicht?

Wenn nicht, warum nicht?

Was kann ich ändern, um es in Zukunft zu erreichen?

Zur besseren Übersicht machte ich pro Bewegungsart eine Spalte und errechnete am Ende jeder Woche die Minuten, die ich jeweils aufgewendet hatte, sowie die Gesamtminuten.

Zunächst hatte ich nur eine Spalte für Radfahren, dann kam eine für Schwimmen dazu und schließlich eine für mein Bauchtraining. Wenn ich wieder einmal eine Acht-Minuten-Einheit absolviert hatte und in meinem Kalender eintragen konnte, kam ich mir vor wie ein Kind, das ein Fenster des Adventkalenders öffnen durfte.

Allein das Wissen, dass ich mich am Ende jeder Woche über jede Minute, die ich zusätzlich aufwendete, freuen würde, motivierte mich, auch bei zweifelhaftem Wetter das Rad zu nehmen, ins Hallenbad zu fahren oder am Abend, wenn die Kinder schliefen, meine Bauchmuskeln zu trainieren.

Ich schummelte nie, obwohl ich die Verlockung spürte. Ich trug bei der Bewegung genau wie beim Essen auch die Ergebnisse der Phasen ein, in denen ich nicht gut war. Phasen, in denen ich gestresst, übermüdet oder krank war und in denen ich viele Torten und Burger zeichnen musste und auf wenige Bewegungsminuten kam. Rückschläge waren so am Ende aber nur kleine Zacken in einer insgesamt positiven Kurve.

Die Evaluation, mit der ich eigentlich nur aus strategischen Gründen meinen präfrontalen Cortex aktivieren wollte, wurde richtig spannend für mich. Ich aß und bewegte mich nicht mehr einfach so im Blindflug. Alles war jetzt sichtbar und damit auch gestaltbarer als bisher. Ich konnte zusehen, wie sich mein Leben veränderte und wie ich mich veränderte. Irgendwann konnte ich auch zurückblicken und angesichts der Wochen, in denen ich stolz auf jeden ausgelassenen Hotdog und jede kleine Runde mit dem Rad gewesen war, lächeln und mich über mich selbst freuen.

Nachwort

Ich könnte jetzt sagen, wie viel ich seit meiner Stunde Null abgenommen habe. Das tue ich aber nicht, denn das Formulieren derartiger Ziele war nicht der Sinn dieses Buches. Es ging uns darum, zu zeigen, wie wir unabhängig von Diät-Gurus unser Gehirn umprogrammieren können, um auf die Art fast wie von selbst abzunehmen. Ich hoffe, das ist gelungen.

Eines kann ich aber schon sagen: Ich bin jetzt mit meinem Gewicht zufrieden und es strengt mich kaum noch an, es zu halten. Ich behalte vor allem in anstrengenden Zeiten die wichtigsten Funktionsweisen meiner Basalganglien, meines Hypothalamus, meines Belohnungssystems und meines präfrontalen Cortex im Hinterkopf. Inzwischen müssen die Zeiten aber schon sehr anstrengend sein, um meine neue Programmierung noch durchbrechen zu können.

Über einen weiteren, unerwarteten Nebeneffekt kann ich außerdem berichten: Während ich meinen Plan entwickelt und umgesetzt habe, hat sich nicht nur meine Figur verändert. Es hat sich, ohne dass ich das angestrebt hätte und es mir richtig bewusst gewesen wäre, mein ganzer Lebensstil verändert. Ich habe viel Neues darüber herausgefunden, wer ich bin und was ich wirklich will. Zu einem Zeitpunkt, als ich meinen Kalender mit dem blutroten Ledereinband nicht mehr so dringend brauchte, weil mein neues Programm schon so gut wie von selber lief, schrieb ich deshalb noch diesen Satz hinein:

Abnehmen kann eine spannende Möglichkeit sein, ein vollkommen neues Leben zu starten.

Referenzen

Meine Stunde Null

- *Aguilera G, Rabandan-Diehl C* (2000): Vasopressinergic regulation of the hypothalamic-pituitary-adrenal axis: Implications for stress adaption. Regulatory Peptides 96: 23-29
- *Gunnar MR und Donzella B* (2002): Social regulation of the cortisol levels in early human development. Psychoneuroendocrinology 27: 199-220
- *Joels M, Baram TZ* (2009): The neuro-symphony of stress. Nature Reviews Neuroscience 10:459-466
- *Kirschbaum C, Pirke KM, Hellhammer DH* (1993): The Trier Social Stress Test - A tool for investigating psychobiological stress responses in a laboratory setting. Neuropsychobiology 28:76-81
- *Kudielka BM, Bellingrath S, Hellhammer DH* (2006): Cortisol in burnout and vital exhaustion: An overview. Giornale Italiano Di Medicina Del lavoro Ad Ergonomia 28:34-42
- *Lindfors PM, Nurmi KE, Meretoja OA, Luukkonen RA, Viljanen AM, Leino TJ, Harma MI*: On-call stress among Finnish anaesthetists. Anaesthesia. 2006;61(9):856–866
- *Lupien SJ, McEwen BS, Gunnar MR, Heim C*: Effects of stress throughout the lifespan on the brain, behaviour and cognition. Nature Reviews Neuroscience 10: 434-445
- *Roth G, Strüber C*: Wie das Gehirn die Seele macht. Klett-Cotta Verlag. S. 132-144
- *Sapolsky RM* (1996): Why stress is bad for your brain. Science 273:749-750
- *Soderstrom M, Ekstedt M, Akerstedt T* (2006): Weekday and weekend patterns of diurnal cortisol, activation and fatigue among people scoring high for burnout. Scand J Work Environ Health. 2006: 35-40
- *Strüber ND, Roth G* (2014): Impact of early adversity on glucocorticoid regulation and later mental disorders. Neuroscience and Biobehavioral Reviews 38: 17-37
- *Wüst S, Federenko I, Hellhammer DH, Kirschbaum C* (2000): Genetic factors, percieved chronic stress and the free cortisolrespose to awakening. Psychoneuroendocrinology 25:707-720

1. Die Basalganglien umprogrammieren

- *Cardinal JN, Parkinson JA, Hall J, Everitt BJ* (2002): Emotion and motivation: the role of the amygdala, ventral striatum, and prefrontal cortex. Neuroscience and Biobehavioral Reviews 26: 321-352
- *Fendt M, Fanselow MS* (1999): The neuroanatomical and neurochemical basis of conditioned fear. Neuroscience and Biobehavioral reviews 23:743-760
- *Köchlin E, Basso G, Pietrini P, Panzer S, Grafman J* (1999): The role of the anterior prefrontal cortex in human cognition. Nature 399: 148-151
- *Roth G, Strüber C*: Wie das Gehirn die Seele macht, S.74, 79-80, 202-203, 214-216, 321-325, 340-349
- *Roth G*: Persönlichkeit, Entscheidung und Verhalten. Klett-Cotta Verlag. S. 251-257, 378-382
- *Schneider, Fink*: Funktionelle MRT in Psychiatrie und Neurologie. Springer Verlag. S. 364-364
- *Zilles K, Palomero N, Amunts K* (2013): Development of cortical folding during evolution and ontogeny. Trends in cognitive sciences 36: 275-284

2. Den Hypothalamus austricksen

- *Peters A*: Das egoistische Gehirn. Ullstein Verlag
- *Roth G, Strüber C*: Wie das Gehirn die Seele macht, Klett-Cotta Verlag. S. 56-57 Persönlichkeit, Entscheidung und Verhalten, Klett-Cotta Verlag. S. 67-68
- *Schneider, Fink*: Funktionelle MRT in Psychiatrie und Neurologie. Springer Verlag. S. 292-299

3. Das Belohnungssystem umpolen

- *Arvay, Clemens G*: Der Biophilia-Effekt – Heilung aus dem Wald. 2015: edition a Verlag
- *Bauer J*: Selbststeuerung. Die Wiederentdeckung des freien Willens. Blessing Verlag. S.58, 77,122, 129, 216-217
- *Bauer J*: Prinzip Menschlichkeit. Warum wir von Natur aus kooperieren. Heyne Verlag

- *Frank EV*: Ärztliche Seelsorge- Grundlagen der Lokotherapie und Existenzanalyse. S. 78-86, 178-191. Renz-Polster H: Kinder verstehen. Born to be wild. Wie die Evolution unsere Kinder prägt. S. 86-91
- *Roth G, Strüber C*: Wie das Gehirn die Seele macht, S. 56-57, 96-102, 120-129, 194-195, 356-361
- *Schneider, Fink*: Funktionelle MRT in Psychiatrie und Neurologie. Seite 410-415
- *Lansink B*: Mindless eating - why we eat more than we think

4. Den präfrontalen Cortex aktivieren

- *Bauer J*: Selbststeuerung. Die Wiederentdeckung des freien Willens. Blessing Verlag: S.18-23, 37-39, 55-58, 128-131
- *Brass M, Ullsperger M, Knoesche TR, Cramon DY von, Phillips NA* (2005): Who comes first? The role of the prefrontal and parietal cortex in cognitive control. J Cogn Neurosci 17: 1367-1375
- *Coutlee CG, Huettel SA* (2012): The functional neuroanatomy of decision making: prefrontal control of thoughts and action. Brain Res 1428:3-12
- *Gollwitzer, P. M., & Oettingen, G.* (2013): Implementation intentions. In M. Gellman & J. R. Turner (Eds.), In Encyclopedia of behavioral medicine. New York: Springer-Verlag. S. 1043-1048
- *Köchlin E, Basso G, Pietrini P, Panzer S, Grafman J* (1999): The role of the anterior prefrontal cortex in human cognition. Nature 399: 148-151
- *Roth G, Strüber C*: Wie das Gehirn die Seele macht, Seite 112
- *Roth G*: Persönlichkeit, Entscheidung und Verhalten, Seite 41, 64,134-137, 179-181
- *Pacanowski CR, Levitsky DS* (2015): Frequent Self-Weighing and visual feedback for weight loss in overweight adults. Journal of obesity, 3-9
- *Rubia K, Smith AB, Barmer M, Taylor E* (2003): Right inferior prefrontal cortex mediates response inhibition while mesial prefrontal cortex is responsible for error detection. Neuroimage 20:351-358
- *Schneider, Fink*: Funktionelle MRT in Psychiatrie und Neurologie. S. 362-367
- *Szameitat AJ, Schubert T, Müller K, von Crayon DY* (2002): Localization of executive functions in dual task-performance with fMRI. J Cogn Neurosci 14:1184-1199